北京市骨科专业质量控制和改进中心质控报告

北京市骨科专业质量控制和改进中心　编

U0823632

中国协和医科大学出版社
北　京

图书在版编目（CIP）数据

北京市骨科专业质量控制和改进中心质控报告 / 北京市骨科专业质量控制和改进中心编. -- 北京：中国协和医科大学出版社, 2025. 6. -- ISBN 978-7-5679-2656-1

Ⅰ. R68

中国国家版本馆CIP数据核字第2025PP6982号

编　　者　北京市骨科专业质量控制和改进中心
责任编辑　高淑英
封面设计　邱晓俐
责任校对　张　麓
责任印制　黄艳霞
出版发行　**中国协和医科大学出版社**
（北京市东城区东单三条9号　邮编100730　电话010-65260431）
网　　址　www.pumcp.com
印　　刷　北京中科印刷有限公司
开　　本　787mm×1092mm　1/32
印　　张　3.875
字　　数　80千字
版　　次　2025年6月第1版
印　　次　2025年6月第1次印刷
定　　价　68.00元

指导专家委员会

编写委员会

主　　编　蒋协远

副 主 编　姜春岩　鱼　锋　郭默宁　李　爽　李文军

编　　者　（按姓氏笔画排序）

于胜吉　王　超　王天奇　王宝军

王雪松　韦　祎　公茂琪　吕柏蓉

刘会军　刘克敏　刘巍峰　杜　辉

李　爽　李文军　李危石　李德福

杨　征　何　达　张　强　张建国

陈　涛　陈山林　周一新　鱼　锋

赵　娜　赵凯平　姜春岩　袁　蕊

郭　艾　郭默宁　海　涌　梅　林

移　平　董　巍　蒋协远　程晓光

路　凤　魏　彤

序

骨科作为现代医学的重要分支，其诊疗质量直接关系到患者的康复效果和生活质量。随着我国医疗体系的不断完善，骨科医疗服务的覆盖面和质量要求也在不断提升。然而，不同行政区、医院性质（公立/民营）及医院等级之间的差异，使得骨科诊疗质量呈现出多样化的特点。

本报告以多维度的数据分析为核心，从行政区、医院性质（公立/民营）、医院等级及时间分布等多个维度，对骨科诊疗质量进行了全面、深入的剖析。通过各行政区的分析，我们能够了解北京市不同地区骨科医疗资源的分布与质量差异；通过公立与民营医院的对比，我们能够识别两类医院在骨科诊疗中的优势与不足；通过医院等级的分析，我们能够明确不同层级医院在骨科质控中的表现与挑战；而通过时间维度的分析，我们则能够观察到骨科诊疗质量的动态变化趋势，为未来的改进提供科学依据。

本报告的编者们秉持严谨、客观的态度，确保数据的准确性和分析的合理性。同时，编者也充分考虑了北京市不同地区、不同医院的实际状况，力求使报告具有广泛的代表性和实用性。相信，本报告不仅能够为医疗机构提供有针对性的改进建议，还能够为政策制定者提供科学的决策依据。

骨科质控是一项长期而复杂的系统工程，需要全体相关成员的共同努力。希望通过本报告，能够为骨科医疗质量的持续提升贡献一份力量。

国家骨科医学中心主任
北京市骨科专业质量控制和改进中心主任
首都医科大学附属北京积水潭医院院长

2025年2月

前　言

骨科专业质量控制是一项关乎骨科就诊患者诊疗安全和医疗质量保障的工作，对医疗质量的提升、医疗风险的降低、科研能力的促进等方面有着重要的意义。2023年12月5日，根据北京市卫生健康委员会发布的《北京市卫生健康委员会关于公布北京市普通外科等六个质量控制和改进中心评估结果的通知》（京卫医〔2023〕109号）文件精神，首都医科大学附属北京积水潭医院正式获批成为北京市骨科专业质量控制和改进中心主任委员单位，由院长蒋协远教授担任中心主任，并成立中心办公室，由手外科主任医师、神经电生理科主任李文军教授担任办公室主任，卫管助理研究员赵娜任专职秘书。同时以展现骨科专业、质量控制和改进概念为主的设计理念，融合医疗元素（单头蛇杖）、骨科元素（骨骼）、质控元素（天平）、地域元素（北京）、颜色选择（蓝色），精心设计了“中心LOGO”。

北京市骨科医疗质量安全管理是北京市骨科专业质量控制和改进中心（以下简称“骨科质控中心”）管理的重要组成部分。为更好地帮助各级卫生健康行政部门和各级各类医疗机构全面了解北京市骨科医疗质量现状，提升骨科医疗质量管理水平，为管理者制定相关政策提供依据，实现骨科医疗质量安全持续改进，在北京市卫生健康委员会、北京市卫生健康大数据与政策研究中心及市骨科质控中心主任委员单位（首都医科大学附属北京积水潭医院）的大力支持下，我们完成了2024年第二期《北京市骨科专业质量控制和改进中心质控报告》（以下简称《报告》）。

《报告》在数据收集分析、报告内容编写过程中，得到了北京市卫生健康委员会医政科、北京市卫生健康大数据与政策研究中心、北京市骨科质控中心全体委员会成员及各亚专业组质控专家的大力支持，在此一并表示诚挚的谢意！

编　者

2025年1月

编写说明

一、数据来源及采集范围

《报告》重点围绕全北京市骨科医疗质量安全情况进行分析，主要截取2023年1月至2024年3月的相关数据，数据来源主要由北京市卫生健康大数据与政策研究中心提供，内容是关于骨科专业手术、机器人辅助手术（包括机器人辅助直视手术和机器人辅助经皮手术）、关节置换手术及骨科住院患者四级手术的相关数据，共涉及北京市17个行政区、136家骨科相关医疗机构，包含了公立及民营医疗机构，同时还包含了一级、二级和三级医疗机构。

二、主要内容

《报告》主要分为两大部分，包括骨科专业手术基本概况，以及骨科专业手术质量控制指标，其主要内容如下。

（一）骨科专业手术基本概况

1. **手术与出院总人数情况** 本部分包括骨科专业手术总人数和出院总人数、机器人辅助手术（包括机器人辅助直视手术和机器人辅助经皮手术）总人数、关节置换手术总人数及骨科住院患者四级手术总人数。

2. **医疗机构分布情况** 本部分将骨科专业手术总人数和出院总人数、机器人辅助手术（包括机器人辅助直视手术和机器人辅助经皮手术）总人数、关节置换手术总人数及骨科住院患者四级手术总人数分别按行政区、医院等级、公立/民营医院3个维度进行分析。

3. **时间分布情况** 本部分将骨科专业手术总人数和出院总人数、机器人辅助手术（包括机器人辅助直视手术和机器人辅助经皮手术）总人数、关节置换手术总人数及骨科住院患者四级手术总人数按时间分布（月）及3个维度（行政区、医院等级、公立/民营医院）进行分析。

（二）骨科专业手术质量控制指标

主要包括3个指标，分别是手术并发症发生率、手术感染发生率及重返手术室再手术率。

1. **手术并发症发生率** 本部分介绍了骨科专业手术、机器人辅助手术（包括机器人辅助直视手术和机器人辅助经皮手术）、关节置换手术及骨科住院患者四级手术的总体并发症发生率，再分别按3个维度（行政区、医院等级、公立/民营医院）及时间分布（月）进行分析。

2. **手术感染发生率** 本部分介绍了骨科专业手术、机器人辅助手术（包括机器人辅助直视手术和机器人辅助经皮手术）、关节置换手术、骨科住院患者四级手术及骨科专业Ⅰ类切口手术部位的总体感染发生率，再分别按3个维度（行政区、医院等级、公立/民营医院）及时间分布（月）进行分析。

3. **重返手术室再手术率** 本部分介绍了骨科专业手术、机器人辅助手术（包括机器人辅助直视手术和机器人辅助经皮手术)、关节置换手术及骨科住院患者四级手术的总体重返手术室再手术率，再分别按3个维度(行政区、医院等级、公立/民营医院)及时间分布(月)进行分析。

三、其他说明

1. **疾病分类编码** 《报告》中涉及的疾病分类编码采用《疾病分类：北京临床版7.0》，手术操作分类编码采用《手术操作：北京临床版8.0》，并发症目录采用《北京临床版并发症目录编码7.0》。

《报告》中涉及的出院科别代码为22(运动医学科)、0403(骨科)、0802(小儿骨科)、5010(骨伤科)。

2. **医院分组** 《报告》中医院分组按医院性质分为公立医院和民营医院，按医院等级分为一级、二级和三级医院。

3. **统计指标** 《报告》中所涉及的并发症发生率用百分比(%)表示，手术感染发生率及重返手术室再手术率用千分比(‰)表示。

目　录

第一部分　骨科专业手术基本概况

一、手术与出院总人数情况…… 3
（一）骨科专业手术 …… 3
（二）机器人辅助手术（机器人辅助直视手术和机器人辅助经皮手术） …… 3
（三）关节置换手术 …… 3
（四）骨科住院患者四级手术 …… 3
二、医疗机构分布情况…… 3
（一）骨科专业手术总人数和出院总人数 …… 3
（二）机器人辅助手术总人数 …… 9
（三）关节置换手术总人数 …… 16
（四）骨科住院患者四级手术总人数 …… 19
三、时间分布情况…… 22
（一）骨科专业手术人数和出院人数 …… 22
（二）机器人辅助手术人数……27
（三）关节置换手术人数 …… 31
（四）骨科住院患者四级手术人数 …… 33

第二部分　骨科专业手术质量控制指标

一、手术并发症发生率……………………………………………… 39
（一）手术总体并发症发生率 ……………………………………… 39
（二）骨科专业手术并发症发生率 ………………………………… 39
（三）机器人辅助手术并发症发生率 ……………………………… 41
（四）关节置换手术并发症发生率 ………………………………… 45
（五）骨科住院患者四级手术并发症发生率 ……………………… 47
（六）手术并发症发生率 …………………………………………… 50
二、手术感染发生率………………………………………………… 63
（一）手术总体感染发生率 ………………………………………… 63
（二）骨科专业手术感染发生率 …………………………………… 64
（三）机器人辅助手术感染发生率 ………………………………… 66
（四）关节置换手术感染发生率 …………………………………… 70
（五）骨科住院患者四级手术感染发生率 ………………………… 71
（六）骨科住院患者Ⅰ类切口手术感染发生率 …………………… 74
（七）手术感染发生率 ……………………………………………… 76
三、重返手术室再手术率…………………………………………… 87
（一）总体重返手术室再手术率 …………………………………… 87
（二）骨科专业手术重返手术室再手术率 ………………………… 87
（三）机器人辅助手术重返手术室再手术率 ……………………… 89
（四）关节置换手术重返手术室再手术率 ………………………… 93
（五）重返手术室再手术率 ………………………………………… 95

第一部分

骨科专业手术基本概况

一、手术与出院总人数情况

（一）骨科专业手术

1. 手术总人数282 263人。
2. 出院总人数374 631人。

（二）机器人辅助手术（机器人辅助直视手术和机器人辅助经皮手术）

1. 机器人辅助直视手术总人数4484人。
2. 机器人辅助经皮手术总人数3101人。

（三）关节置换手术

关节置换手术总人数39 620人。

（四）骨科住院患者四级手术

骨科住院患者四级手术总人数120 764人。

二、医疗机构分布情况

（一）骨科专业手术总人数和出院总人数

1. 骨科专业手术总人数和出院总人数（按行政区统计）

（1）骨科专业手术人数共涉及北京市17个行政区，按图1-1由多到少依次从左到右排列，骨科专业手术人数最多的行政区为西城区，共83 155人；骨科专业手术人数最少的行政区为经开区，共1138人。其中手术人数在10 000人以上的共有7个行政区，分别是西城区（83 155人）、朝阳区（52 751人）、海淀区（44 722人）、东城区（23 685人）、丰台区（13 561人）、昌平区（11 521人）和通州区（10 613人）（图1-1）。

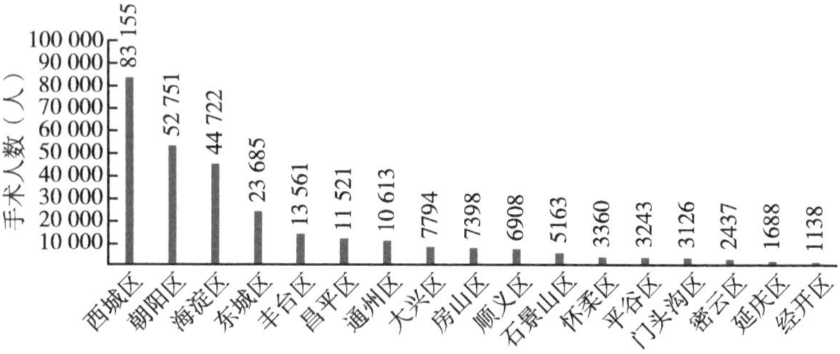

图1-1　北京市17个行政区骨科专业手术人数

（2）骨科专业出院总人数共涉及北京市17个行政区，按图1-2由多到少依次从左到右排列，骨科专业出院人数最多的行政区为西城区，共110 692人；骨科专业出院人数最少的行政区为经开区，共1352人。其中出院人数在10 000人以上的有10个行政区，分别是西城区（110 692人）、朝阳区（68 066人）、海淀区（50 478人）、东城区（28 562人）、丰台区（19 468人）、昌平区（16 501人）、通州区（15 765人）、大兴区（11 796人）、房山区（11 612人）和石景山区（10 693人）。其余7个行政区出院人数在10 000人以下，分别是顺义区（8388人）、平谷区（6444人）、怀柔区（4520人）、门头沟区（4457人）、密云区（3567人）、延庆区（2270人）和经开区（1352人）（图1-2）。

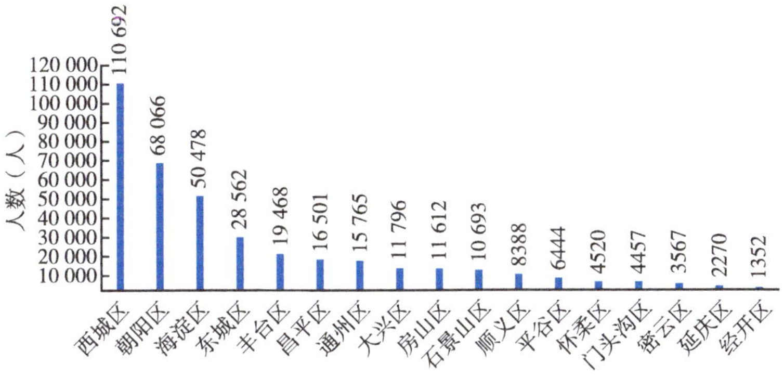

图1-2　北京市17个行政区骨科专业出院总人数

2. 骨科专业手术总人数和出院总人数（按医院等级统计）

骨科专业手术总人数最多为三级医院，三级医院骨科专业手术总人数共261 283人，在总人数中占比为92.6%(图1-3，图1-4)。

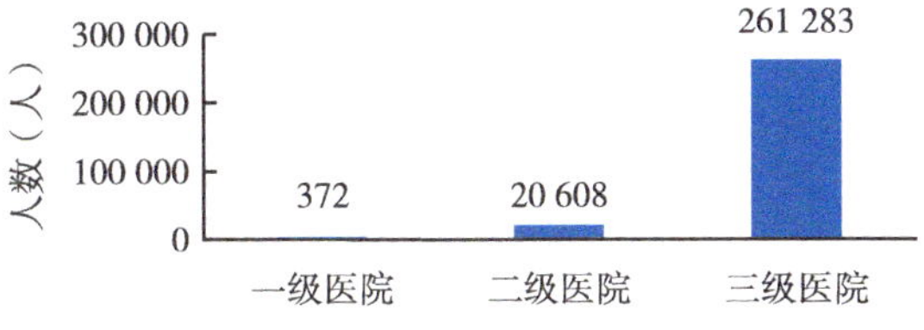

图1-3　各级医院骨科专业手术总人数

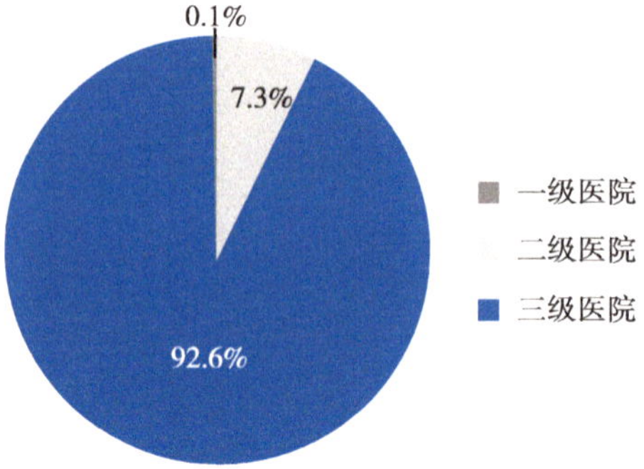

图1-4　骨科专业手术各级医院总人数百分比

骨科专业手术出院总人数最多为三级医院，三级医院骨科专业出院总人数共340 127人，在总人数中占比为90.8%（图1-5，图1-6）。

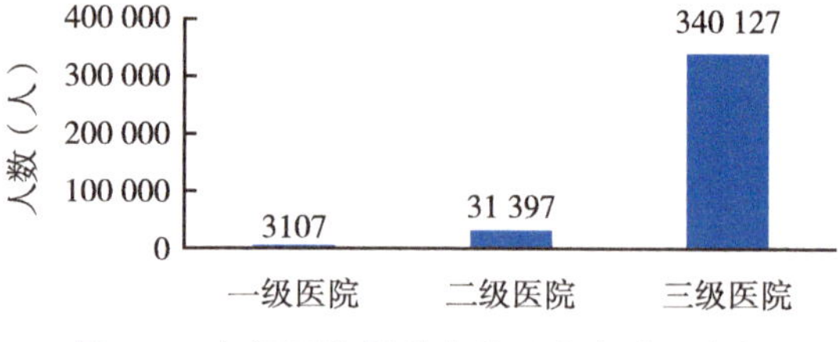

图1-5　各级医院骨科专业手术出院总人数

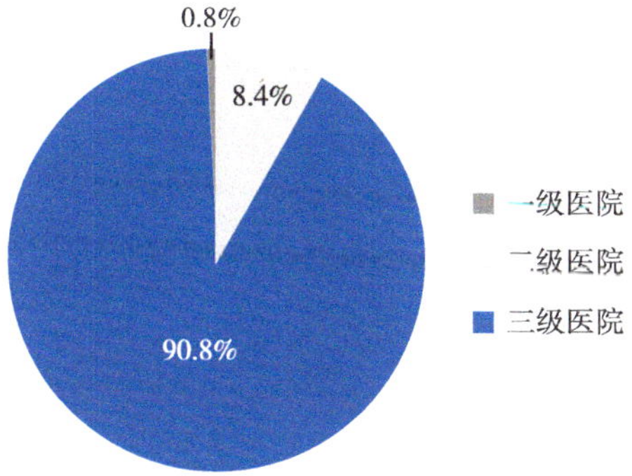

图1-6　骨科专业手术各级医院出院总人数百分比

骨科专业手术总人数和出院总人数中，一级、二级、三级医院数量及百分比情况如下。

一级医院14家（占10%）。

二级医院27家（占20%）。

三级医院95家（占70%）。

见图1-7，图1-8。

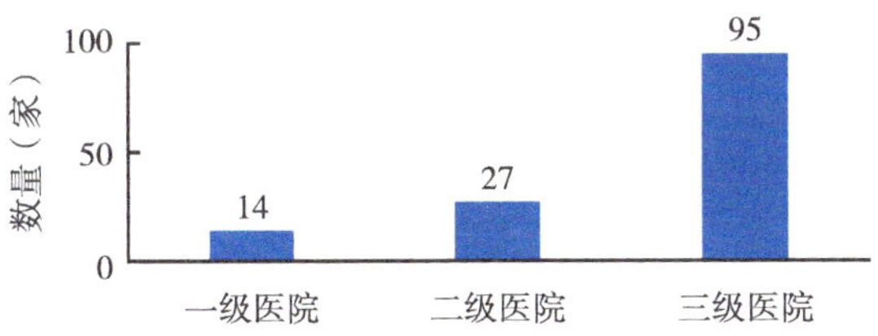

图1-7　骨科专业手术各级医院数量

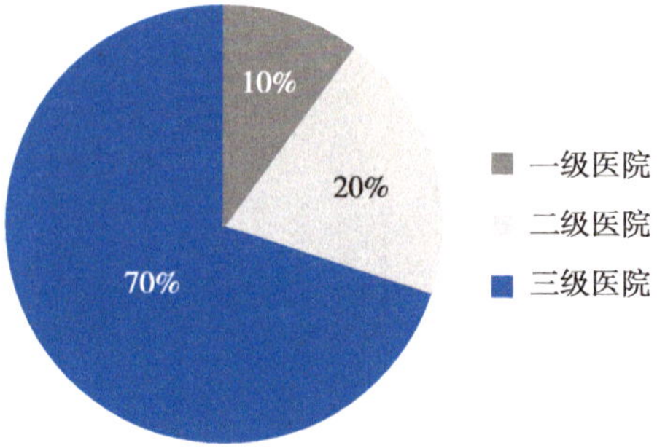

图1-8　骨科专业手术各级医院数量百分比

3. 骨科专业手术总人数和出院总人数（按公立/民营医院统计）

骨科专业手术总人数和出院总人数最多的均为公立医院，骨科专业手术总人数为246 289人（占87.3%），骨科专业手术出院总人数326 986人（占87.3%），其中公立医院97家，民营医院39家（图1-9，图1-10）。

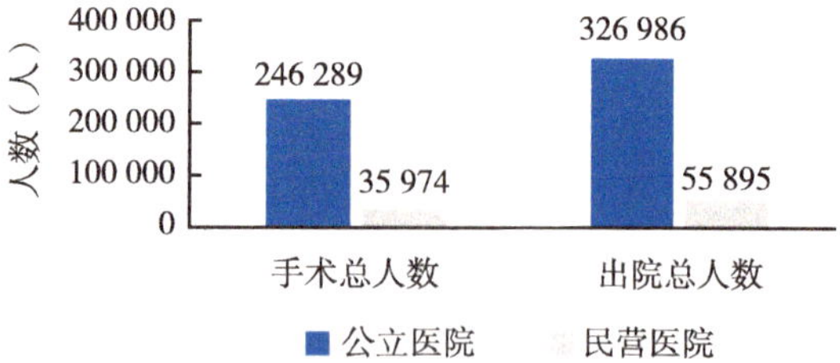

图1-9　公立/民营医院骨科专业手术总人数及出院总人数

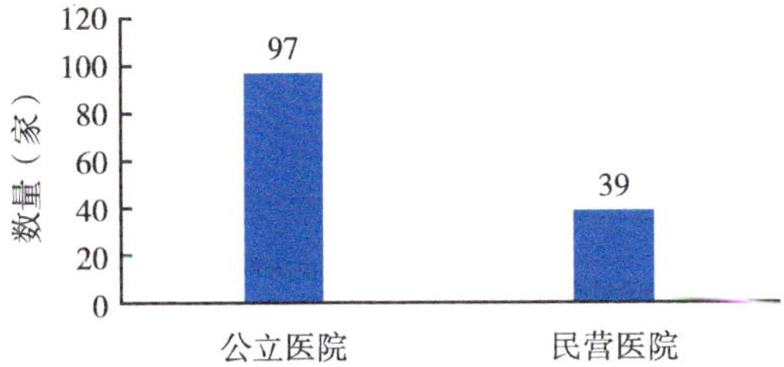

图1-10　骨科专业手术公立/民营医院数量

（二）机器人辅助手术总人数

机器人辅助手术包括机器人辅助直视手术和机器人辅助经皮手术。

1. 机器人辅助直视手术总人数

（1）机器人辅助直视手术总人数（按行政区统计）

北京市17个行政区中共有10个行政区开展了机器人辅助直视手术，分别是西城区、海淀区、朝阳区、东城区、房山区、通州区、昌平区、门头沟区、经开区和平谷区，其中机器人辅助直视手术人数最多为西城区，共2375人；机器人辅助直视手术人数最少为平谷区，仅1人（图1-11）。

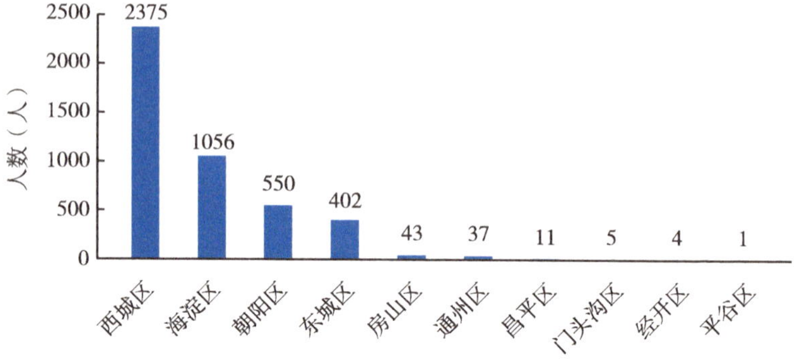

图1-11　北京市10个行政区开展机器人辅助直视手术人数

（2）机器人辅助直视手术总人数（按医院等级统计）

一级医院未开展机器人辅助直视手术；二级医院机器人辅助直视手术人数最少，共82人（占1.8%）；三级医院机器人辅助直视手术人数最多，共4402人（占98.2%）（图1-12）。

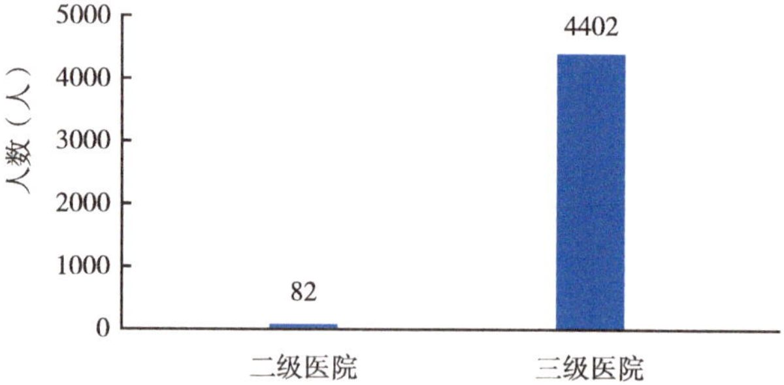

图1-12　各级医院开展机器人辅助直视手术人数

机器人辅助直视手术人数中，一级、二级、三级医院数量及百分比情况如下。

一级医院未开展机器人辅助直视手术。

二级医院仅3家开展机器人辅助直视手术（占12%）。

三级医院23家开展机器人辅助直视手术（占88%）。

见图1-13，图1-14。

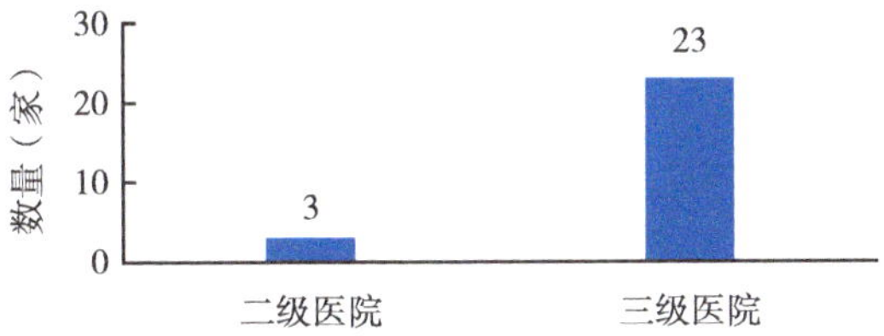

图1-13　开展机器人辅助直视手术各级医院数量

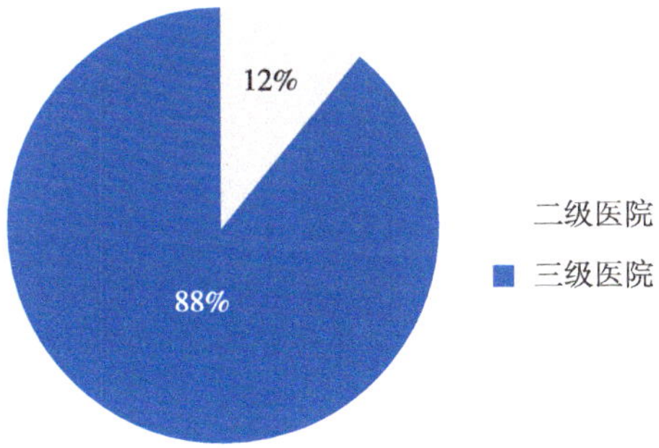

图1-14　开展机器人辅助直视手术各级医院数量百分比

（3）机器人辅助直视手术总人数（按公立/民营医院统计）

机器人辅助直视手术人数最多为公立医院，共4208人（占93.8%）；其中公立医院22家，民营医院4家（图1-15，图1-16）。

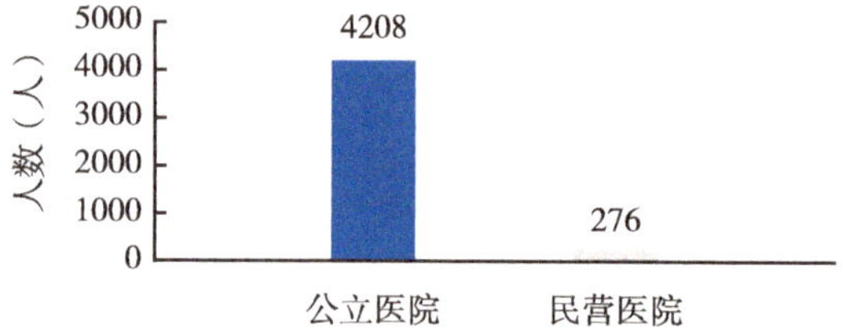

图1-15　公立/民营医院开展机器人辅助直视手术人数

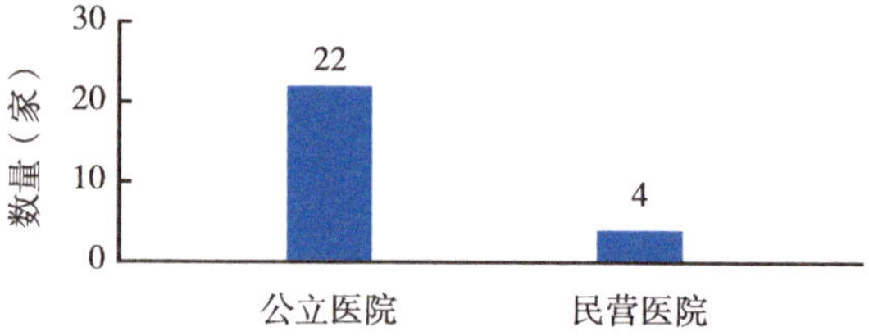

图1-16　开展机器人辅助直视手术公立/民营医院数量

2. 机器人辅助经皮手术总人数

（1）机器人辅助经皮手术总人数（按行政区统计）

北京市17个行政区中有10个行政区开展了机器人辅助经皮手术，分别是西城区、朝阳区、海淀区、东城区、经开区、昌平区、房山区、通州区、大兴区和平谷区，其中手术人数最多为西城区，共1466人；最少为平谷区，仅3人（图1-17）。

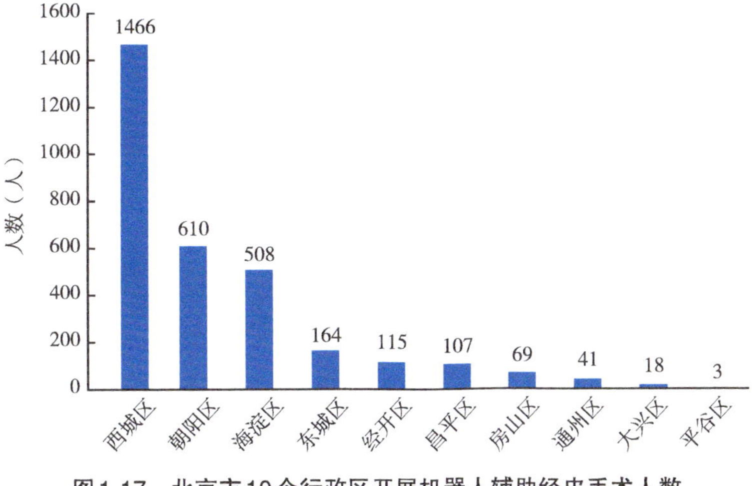

图1-17　北京市10个行政区开展机器人辅助经皮手术人数

（2）机器人辅助经皮手术总人数（按医院等级统计）

一级医院未开展机器人辅助经皮手术。

二级医院仅1家开展机器人辅助经皮手术（占5%）。

三级医院19家开展机器人辅助经皮手术（占95%）。

见图1-18，图1-19。

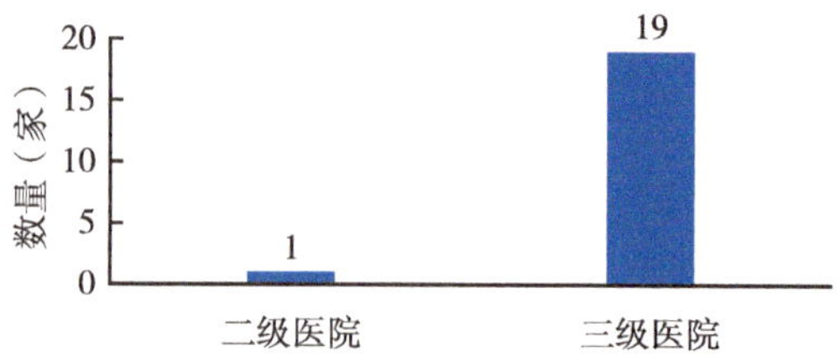

图1-18　开展机器人辅助经皮手术各级医院数量

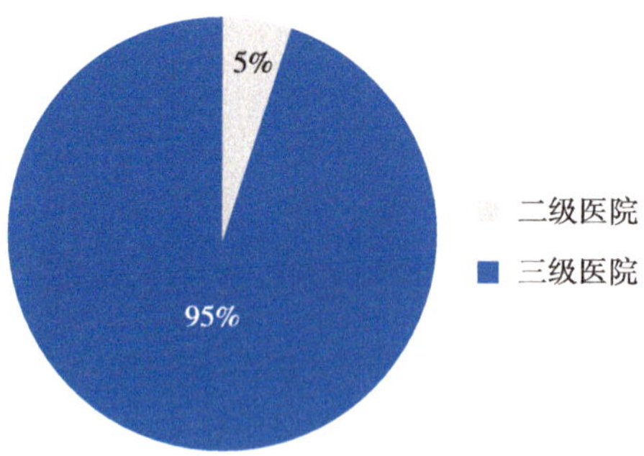

图1-19　开展机器人辅助经皮手术各级医院数量百分比

（3）机器人辅助经皮手术总人数（按公立/民营医院统计）

公立医院开展机器人辅助经皮手术人数最多，共2453人；民营医院开展机器人辅助经皮手术人数较少，共648人，其中公立医院16家，民营医院4家（图1-20，图1-21）。

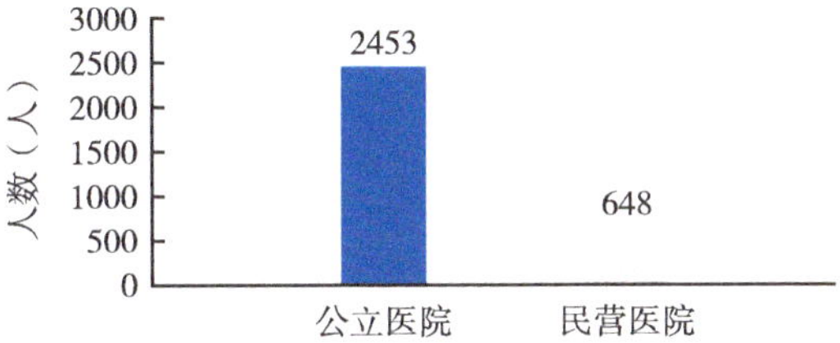

图1-20　公立/民营医院开展机器人辅助经皮手术人数

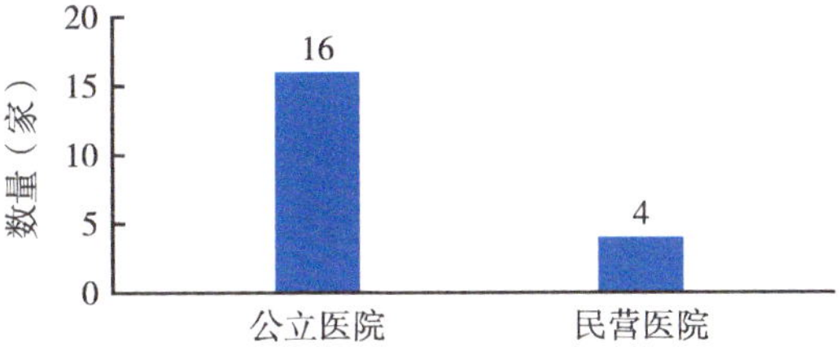

图1-21　开展机器人辅助经皮手术公立/民营医院数量

（三）关节置换手术总人数

1. 关节置换手术总人数（按行政区统计）

北京市17个行政区均开展了关节置换手术，手术人数共39 620人，按图1-22由多到少依次从左到右排列，分别是西城区、朝阳区、海淀区、东城区、昌平区、大兴区、通州区、丰台区、顺义区、石景山区、房山区、怀柔区、门头沟区、平谷区、密云区、延庆区和经开区，其中西城区开展关节置换手术人数最多，共16 745人；经开区开展关节置换手术人数最少，共115人（图1-22）。

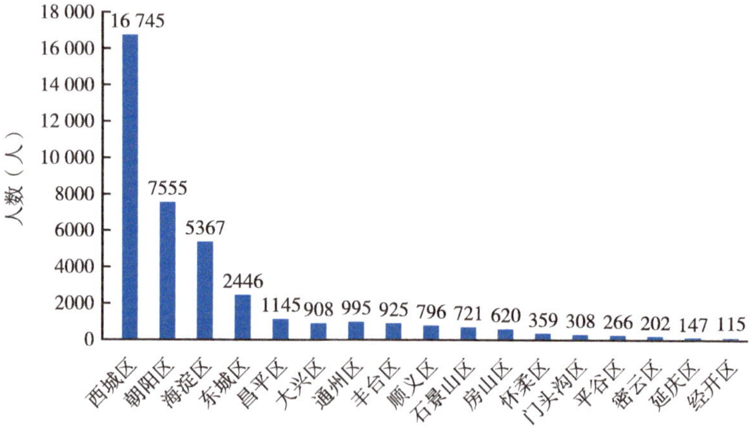

图1-22　北京市17个行政区开展关节置换手术人数

2. 关节置换手术总人数（按医院等级统计）

一级医院开展关节置换手术人数1人；二级医院开展关节置换手术人数共1501人（占3.8%），三级医院开展关节置换手术人数最多，共38 118人（占96.2%）（图1-23）。

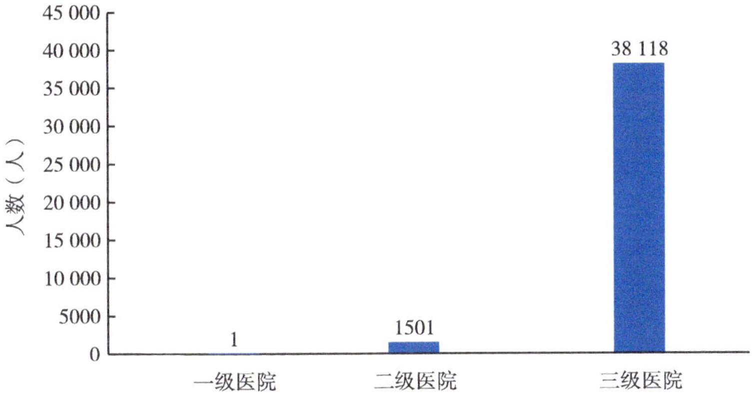

图1-23　各级医院开展关节置换手术人数

关节置换手术人数中，一级、二级、三级医院数量及百分比情况如下。

一级医院1家（占0.9%），二级医院26家（占22.4%），三级医院89家（占76.7%）（图1-24，图1-25）。

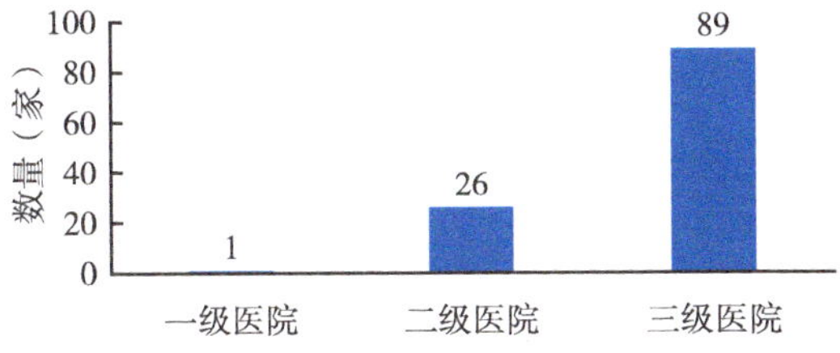

图1-24　开展关节置换手术各级医院数量

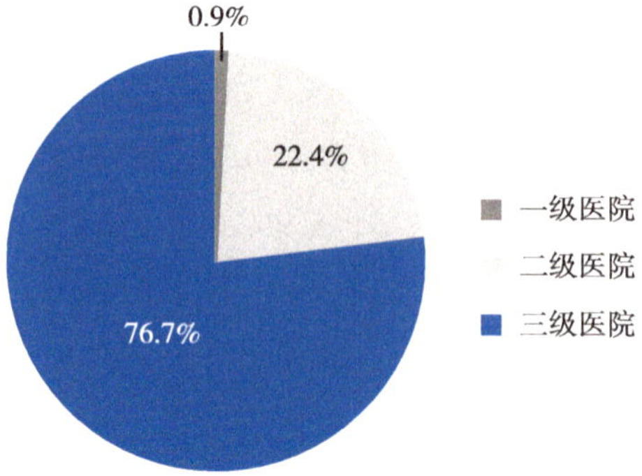

图1-25　开展关节置换手术各级医院数量百分比

3. 关节置换手术总人数（按公立/民营医院统计）

公立医院开展关节置换手术人数最多，共34 419人；民营医院开展关节置换手术人数较少，共5201人。其中公立医院94家，民营医院23家（图1-26，图1-27）。

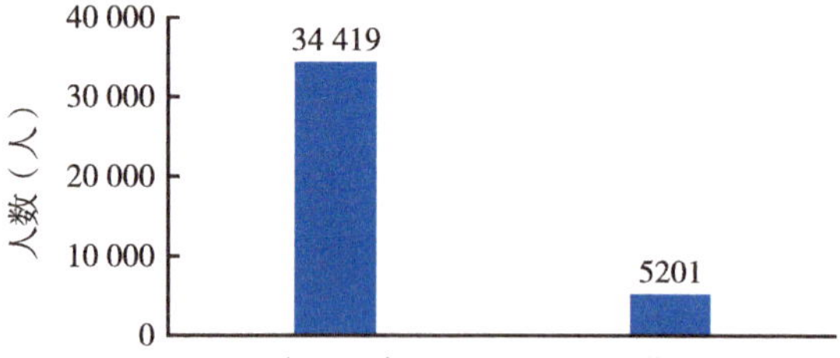

图1-26　公立/民营医院开展关节置换手术人数

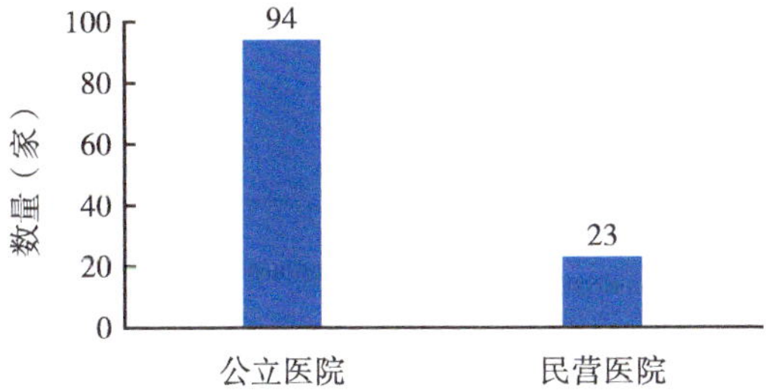

图1-27　开展关节置换手术公立/民营医院数量

（四）骨科住院患者四级手术总人数

1. 骨科住院患者四级手术总人数（按行政区统计）

北京市17个行政区中，骨科住院患者四级手术人数按图1-28由多到少依次从左到右排列，手术人数最多为西城区，共34 407人；手术人数最少为延庆区，共356人。其中手术人数在2000人以上共有11个行政区，分别是西城区（34 407人）、海淀区（25 138人）、朝阳区（22 762人）、东城区（11 273人）、昌平区（4498人）、通州区（4009人）、丰台区（3686人）、大兴区（2766人）、石景山区（2371人）、房山区（2173人）、顺义区（2166人）。手术人数在2000人以下的共有6个行政区，分别是门头沟区（1310人）、怀柔区（1176人）、平谷区（1167人）、经开区（848人）、密云区（658人）和延庆区（356人）（图1-28）。

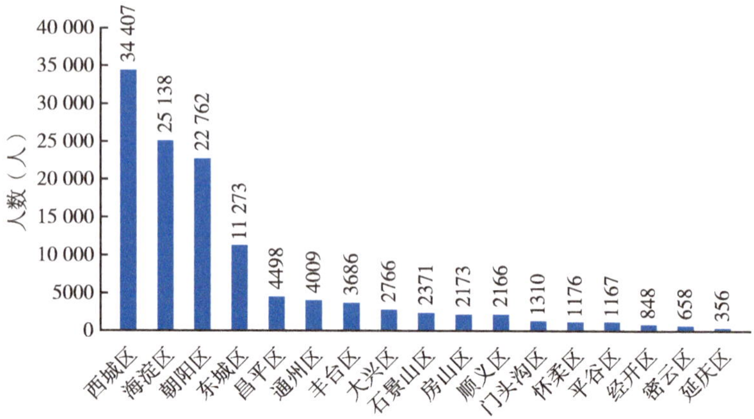

图1-28　北京市17个行政区骨科住院患者四级手术人数

2. 骨科住院患者四级手术总人数（按医院等级统计）

一级医院骨科住院患者四级手术人数最少，共312人（占0.3%）；二级医院骨科住院患者四级手术人数共6158人（占5.1%）；三级医院骨科住院患者四级手术人数最多，为114 294人（占94.6%）（图1-29）。

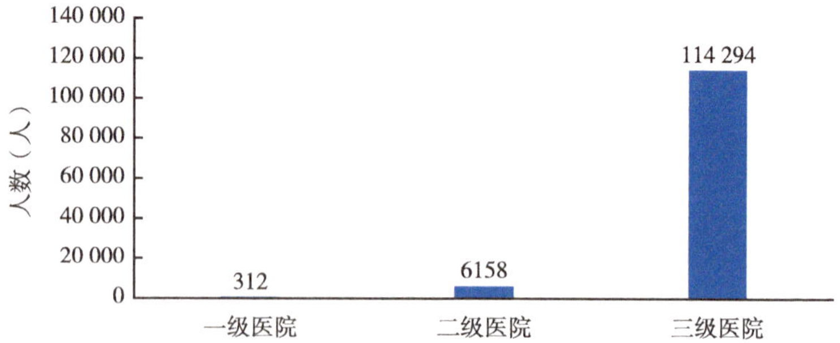

图1-29　各级医院骨科住院患者四级手术人数

骨科住院患者四级手术人数中，一级、二级、三级医院数量及百分比情况如下。

一级医院3家（占2.7%）；二级医院20家（占17.7%）；三级医院90家（占79.6%）（图1-30，图1-31）。

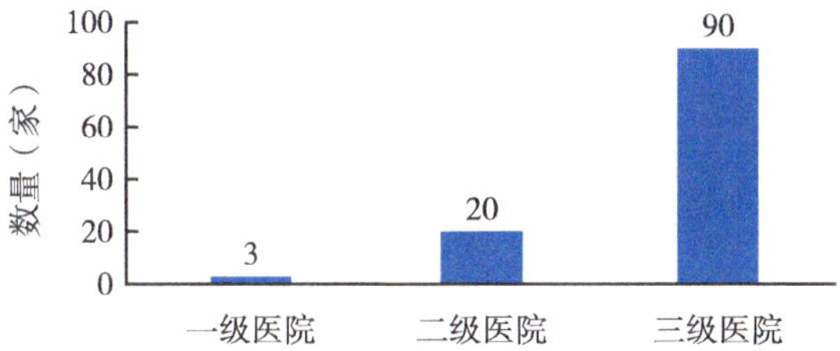

图1-30　开展骨科住院患者四级手术各级医院数量

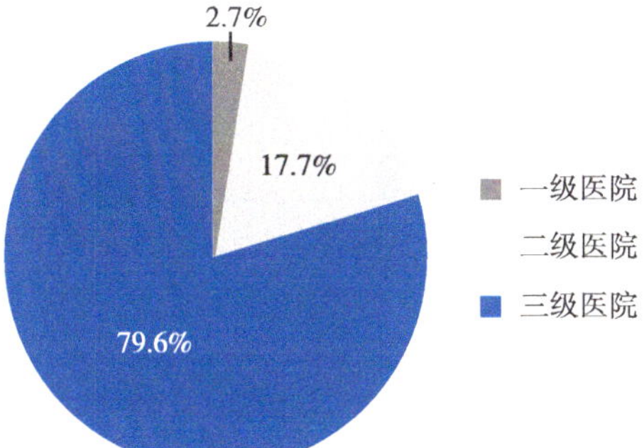

图1-31　开展骨科住院患者四级手术各级医院数量百分比

3. 骨科住院患者四级手术总人数（按公立/民营医院统计）

公立医院骨科住院患者四级手术，共105 465人；民营医院骨科住院患者四级手术，共15 299人。其中公立医院90家，民营医院23家（图1-32，图1-33）。

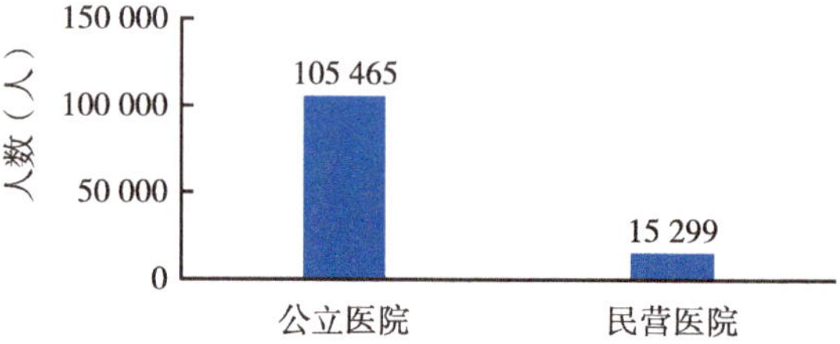

图1-32　公立/民营医院开展骨科住院患者四级手术人数

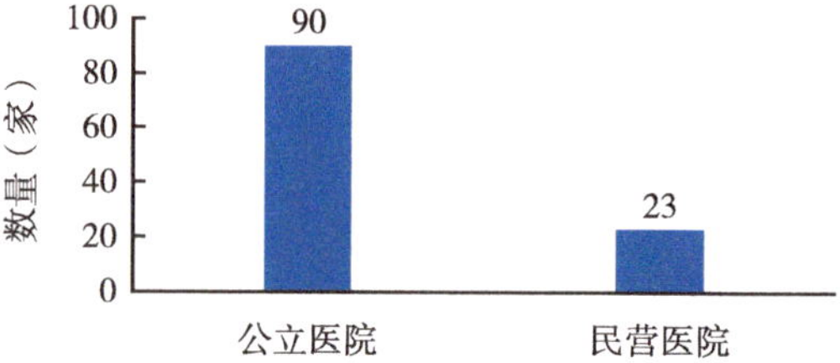

图1-33　开展骨科住院患者四级手术公立/民营医院数量

三、时间分布情况

（一）骨科专业手术人数和出院人数

1. 骨科专业手术人数和出院人数（按月、行政区统计）

骨科专业手术各行政区每月手术人数和出院人数排前4名的分别是东城区、西城区、朝阳区和海淀区。

骨科专业手术各行政区每月手术人数和出院人数最多的均为西城区，其中西城区手术人数最多出现在2023年3月，共6577人，最少出现在2023年1月，共3596人；西城区出院人数最多出现在2023年3月，共8781人，最少出现在2023年1月，共5189人（图1-34，图1-35）。

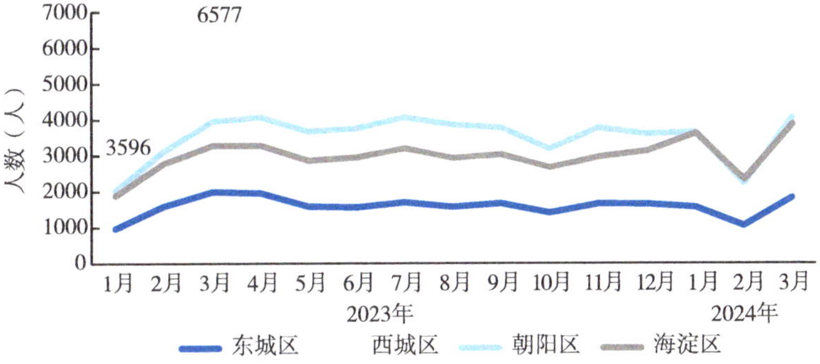

图1-34 北京市4个行政区（排名前4）每月骨科专业手术人数

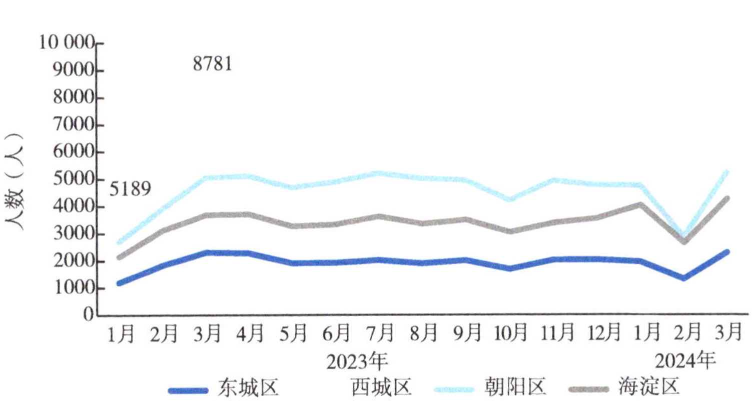

图1-35 北京市4个行政区（排名前4）每月骨科专业手术出院人数

骨科专业手术各行政区每月手术人数和出院人数最少的均为经开区，其中经开区手术人数最多出现在2023年3月，共123人，手术人数最少出现在2023年10月，共53人。经开区出院人数最多出现在2023年3月，共130人，出院人数最少出现在2024年2月，共44人。

2. 骨科专业手术人数和出院人数（按月、医院等级统计）

（1）骨科专业手术人数

一级医院骨科专业手术人数最多出现在2024年3月，共98人；手术人数最少出现在2023年2月，共3人。二级医院骨科专业手术人数最多出现在2024年3月，共1573人；手术人数最少出现在2024年2月，共912人。三级医院骨科专业手术人数最多出现在2023年3月，共20 583人；手术人数最少出现在2023年1月，共10 638人（图1-36）。

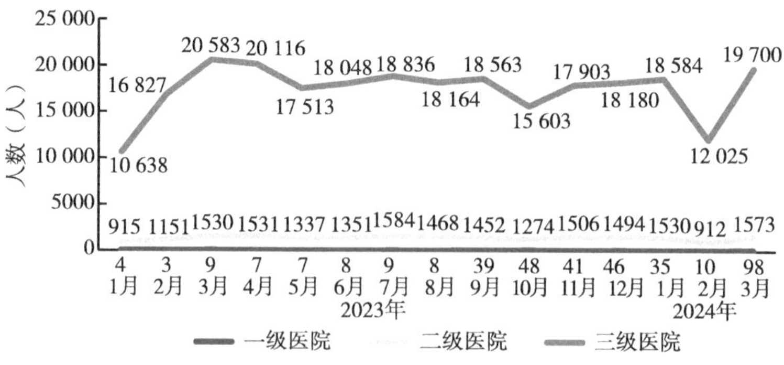

图1-36　各级医院每月骨科专业手术人数

（2）骨科专业出院人数

一级医院骨科专业出院人数最多出现在2024年3月，共294人；骨科专业出院人数最少出现在2024年2月，共87人。二级医院骨科专业出院人数最多出现在2023年7月，共2385人；骨科专业出院人数最少出现在2024年2月，共1332人。三级医院骨科专业出院人数最多出现在2023年3月，共26 382人；骨科专业出院人数最少出现在2023年1月，共14 784人（图1-37）。

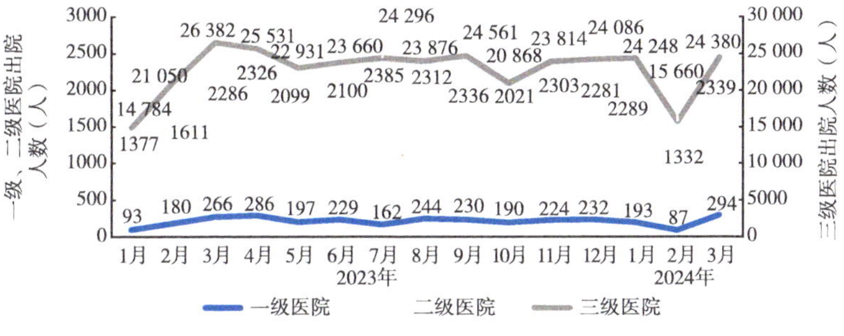

图1-37　各级医院每月骨科专业出院人数

3．骨科专业手术人数和出院人数（按月、公立/民营医院统计）

（1）骨科专业手术人数

公立医院每月骨科专业手术人数均高于民营医院，骨科专业手术人数最多出现在2023年3月，共19 510人；骨科专业手术人数最少出现在2023年1月，共10 074人；民营医院骨科专业手术人数最多出现在2023年7月，共2971人；骨科专业手术人数最少出现在2024年2月，共1458人（图1-38）。

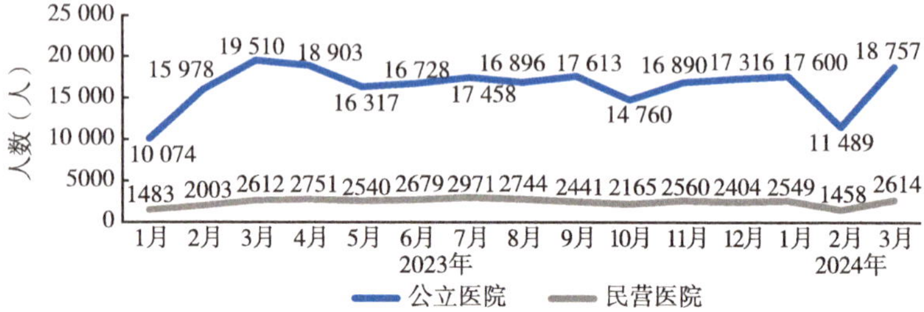

图1-38　公立/民营医院每月骨科专业手术人数

（2）骨科专业出院人数

公立医院中骨科专业出院人数最多出现在2023年3月，共25 458人；骨科专业出院人数最少出现在2023年1月，共14 309人；民营医院中骨科专业出院人数最多出现在2023年7月，共3764人；骨科专业出院人数最少出现在2024年2月，共1912人（图1-39）。

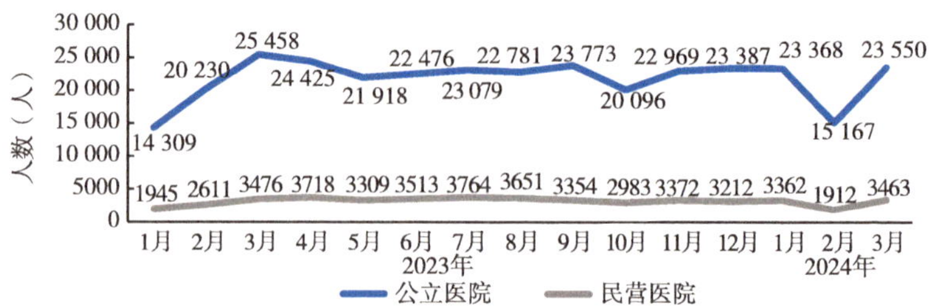

图1-39　公立/民营医院每月骨科专业出院人数

（二）机器人辅助手术人数

1. 机器人辅助直视手术人数

（1）机器人辅助直视手术人数（按月、行政区统计）

北京市17个行政区中，有10个行政区开展了机器人辅助直视手术，其中西城区各月的手术人数均为最多，手术人数最多出现在2024年3月，共250人，手术人数最少出现在2023年1月，共49人；平谷区手术人数最少，在2023年4月手术人数仅1人（图1-40）。

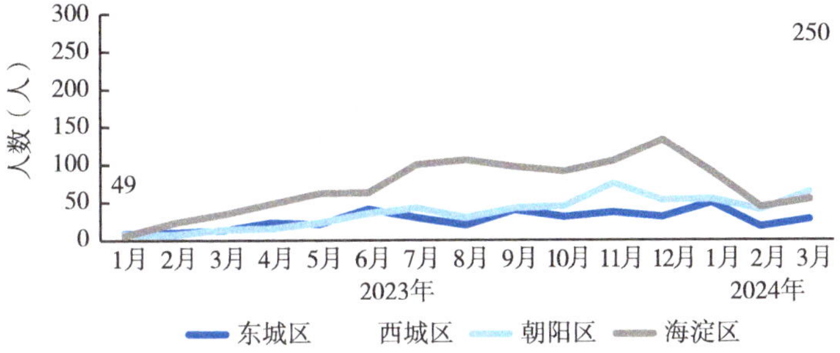

图1-40 北京市4个行政区每月开展机器人辅助直视手术人数

（2）机器人辅助直视手术人数（按月、医院等级统计）

一级医院未开展机器人辅助直视手术；二级医院中共有3家开展了机器人辅助直视手术，手术人数最多出现在2023年11月，共22人，手术人数最少出现在2024年2月，为0；三级医院中机器人辅助直视手术人数最多出现在2023年12月，共439人，手术人数最少出现在2023年1月，共66人（图1-41）。

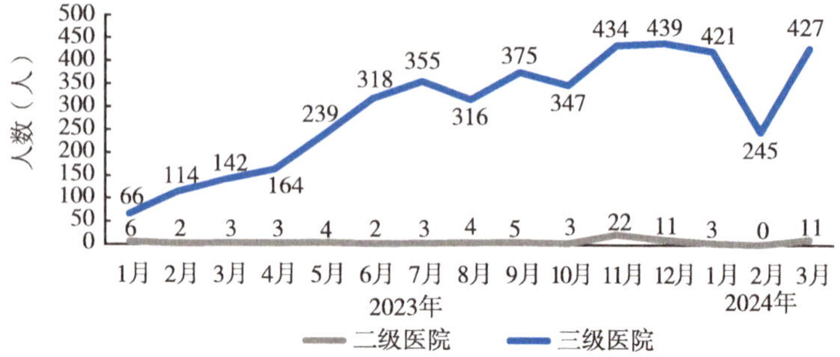

图1-41　各级医院每月开展机器人辅助直视手术人数

（3）机器人辅助直视手术人数（按月、公立/民营医院统计）

公立医院机器人辅助直视手术人数最多出现在2023年12月，共416人，手术人数最少出现在2023年1月，共65人；民营医院机器人辅助直视手术人数最多出现在2024年1月和2月，均为38人，手术人数最少出现在2023年2月，仅2人（图1-42）。

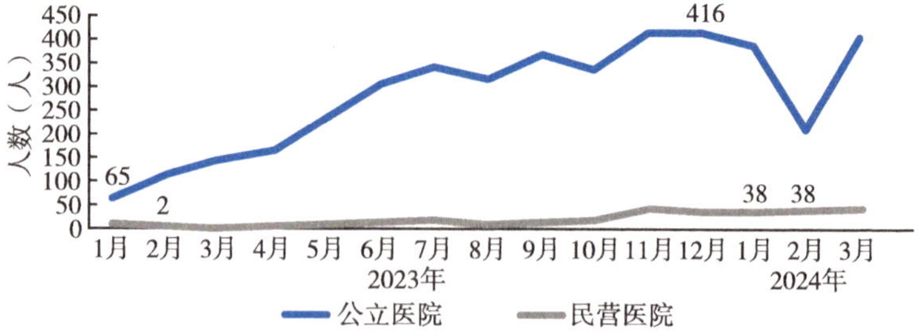

图1-42　公立/民营医院每月开展机器人辅助直视手术人数

2. 机器人辅助经皮手术人数

（1）机器人辅助经皮手术（按月、行政区统计）

北京市17个行政区中，有10个行政区开展了机器人辅助经皮手术，西城区各月手术人数均高于其他区，其中2023年7月手术人数最多，共136人，2023年1月手术人数最少，共54人。平谷区机器人辅助经皮手术人数最少，仅在2024年1～3月开展此类手术3人，每月手术人数各1人（图1-43）。

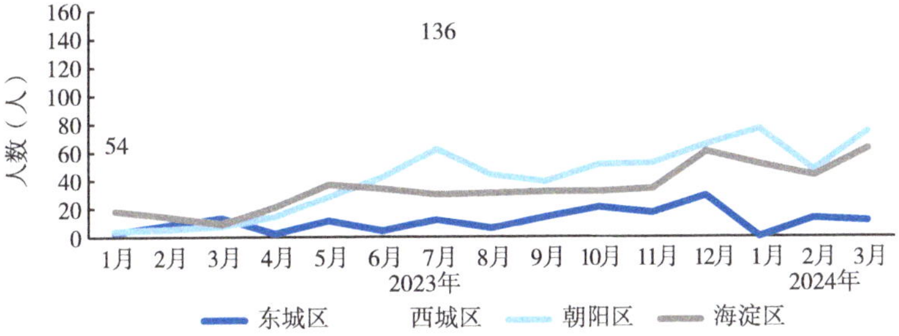

图1-43　北京市4个行政区每月开展机器人辅助经皮手术人数

（2）机器人辅助经皮手术（按月、医院等级统计）

一级医院未开展机器人辅助经皮手术；二级医院中在2023年1月仅有1人进行了机器人辅助经皮手术；三级医院中机器人辅助经皮手术人数最多出现在2024年3月，共360人，手术人数最少出现在2023年1月，共78人（图1-44）。

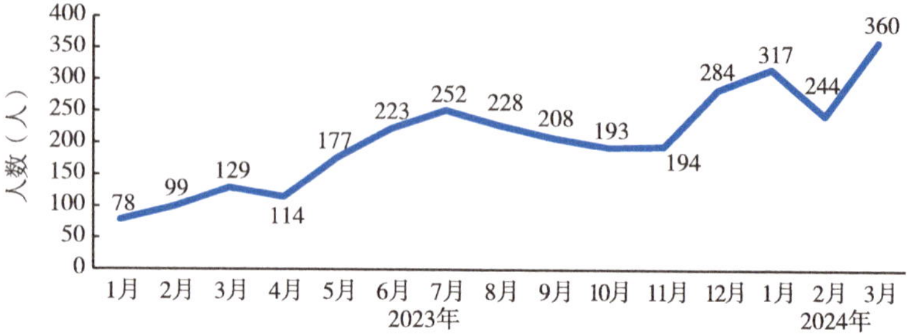

图1-44　三级医院每月开展机器人辅助经皮手术人数

（3）机器人辅助经皮手术（按月、公立/民营医院统计）

公立医院机器人辅助经皮手术人数最多出现在2024年3月，共255人，手术人数最少出现在2023年1月，共77人；民营医院机器人辅助经皮手术人数最多出现在2024年3月，共105人，手术人数最少出现在2023年2月，仅1人（图1-45）。

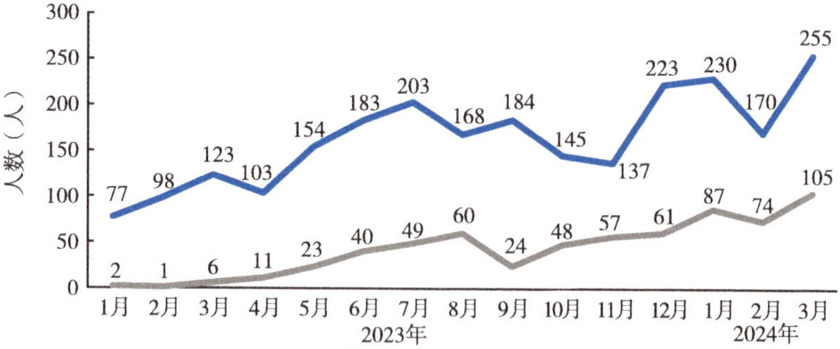

图1-45　公立/民营医院每月开展机器人辅助经皮手术人数

（三）关节置换手术人数

1. 关节置换手术人数（按月、行政区统计）

西城区每月开展关节置换手术人数均最多，其中关节置换手术人数最多出现在2023年3月，共1438人，关节置换手术人数最少出现在2023年1月，共534人；经开区每月关节置换手术人数最少，其中2023年1月未开展关节置换手术，2024年1月开展关节置换手术人数最多，共20人（图1-46）。

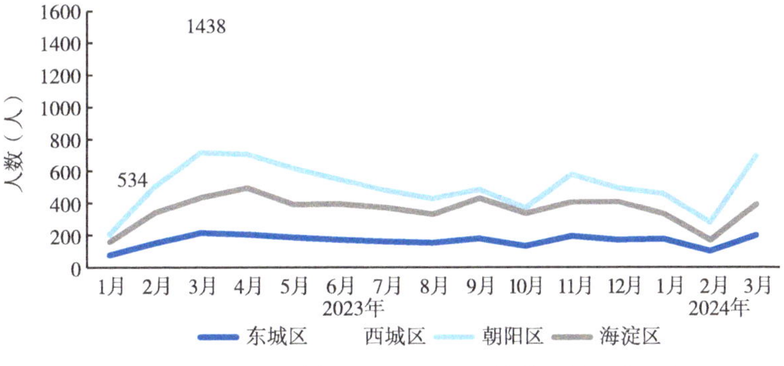

图1-46　北京市4个行政区每月开展关节置换手术人数

2. 关节置换手术人数（按月、医院等级统计）

一级医院在2023年9月仅有1人进行了关节置换手术；二级医院开展关节置换手术人数共1501人，其中关节置换手术人数最多出现在2023年4月，共151人，关节置换手术人数最少出现在2023年1月，共55人；三级医院开展关节置换手术人数最多，共38 118人，其中关节置换手术人数最多出现在2023年3月，共3343人，关节置换手术人数最少出现在2023年1月，共1132人（图1-47）。

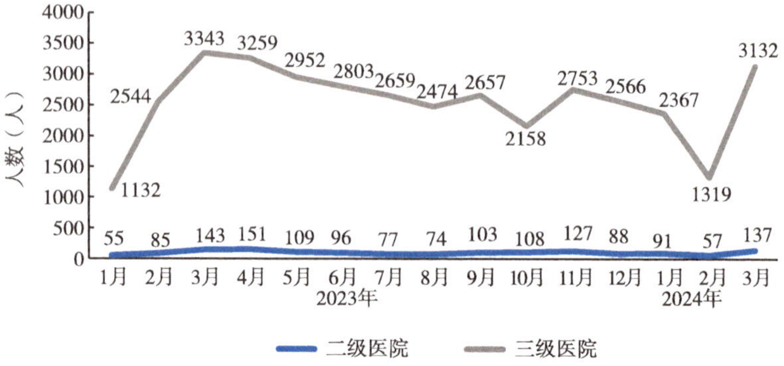

图1-47　二级、三级医院每月开展关节置换手术人数

3. 关节置换手术人数（按月、公立/民营医院统计）

公立医院开展关节置换手术人数高于民营医院，其中公立医院关节置换手术人数最多出现在2023年3月，共2989人，关节置换手术人数最少出现在2023年1月，共1046人；其中民营医院关节置换手术人数最多出现在2023年4月，共512人，关节置换手术人数最少出现在2023年1月，共141人（图1-48）。

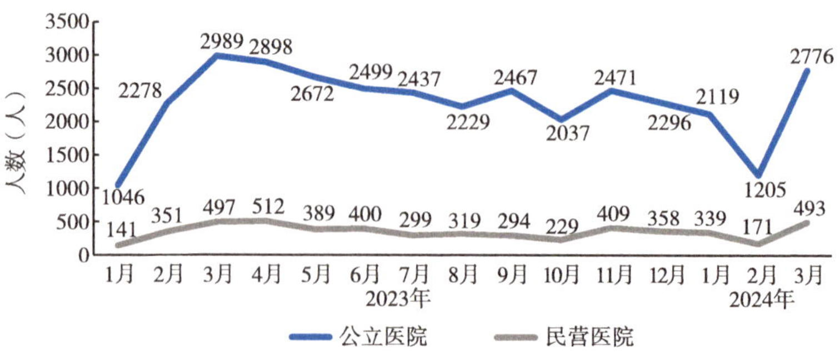

图1-48　公立/民营医院每月开展关节置换手术人数

（四）骨科住院患者四级手术人数

1. 骨科住院患者四级手术人数（按月、行政区统计）

骨科住院患者四级手术涉及北京市17个行政区，每月骨科住院患者四级手术人数最多均为西城区，其中骨科住院患者四级手术人数最多出现在2023年3月，共2972人，骨科住院患者四级手术人数最少出现在2024年2月，共1390人。每月骨科住院患者四级手术人数最少均为经开区，其中骨科住院患者四级手术人数最多出现在2023年3月，共97人，骨科住院患者四级手术人数最少出现在2023年1月，共27人（图1-49）。

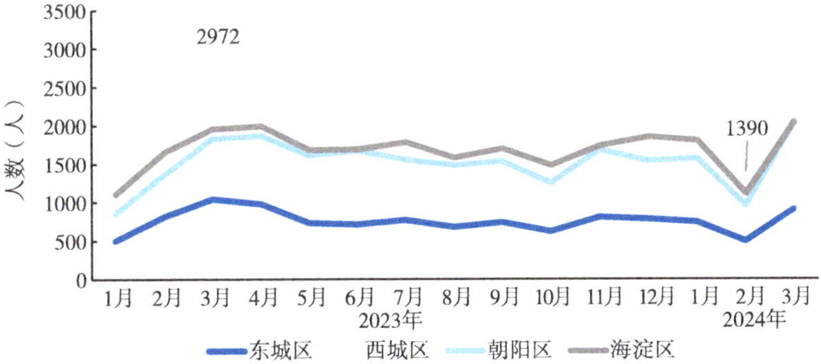

图1-49　北京市4个行政区每月骨科住院患者四级手术人数

2. 骨科住院患者四级手术人数（按月、医院等级统计）

每月骨科住院患者四级手术人数最多均为三级医院，其中骨科住院患者四级手术人数最多出现在2023年3月，共9603人，骨科住院患者四级手术人数最少出现在2023年1月，共4733人。每月骨科住院患者四级手术人数最少均为一级医院，其中骨科住院患者四级手术人数最多出现在2024年3月，共54人，骨科住院患者四级手术人数最少出现在2023年2月，仅1人（图1-50）。

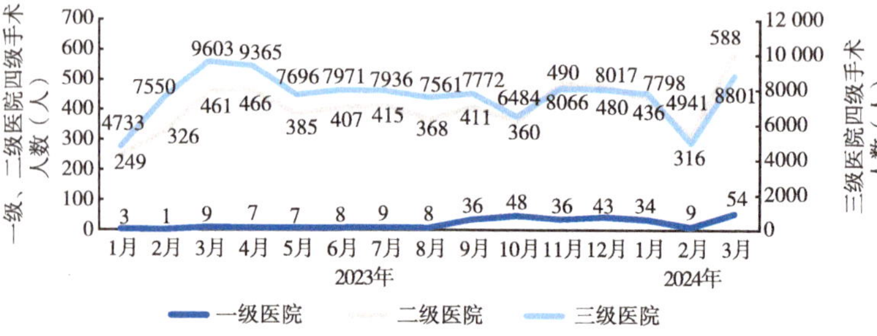

图1-50　各级医院每月骨科住院患者四级手术人数

3. 骨科住院患者四级手术人数（按月、公立/民营医院统计）

公立医院每月骨科住院患者四级手术人数均高于民营医院，其中公立医院骨科住院患者四级手术人数最多出现在2023年3月，共8948人，骨科住院患者四级手术人数最少出现在2023年1月，共4473人；民营医院骨科住院患者四级手术人数最多出现在2024年3月，共1333人，骨科住院患者四级手术人数最少出现在2023年1月，共512人（图1-51）。

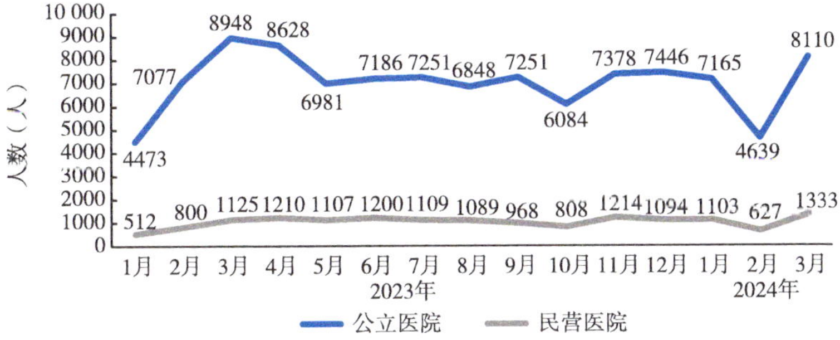

图1-51　公立/民营医院每月骨科住院患者四级手术人数

第二部分

骨科专业手术质量控制指标

一、手术并发症发生率

（一）手术总体并发症发生率

1. 骨科专业手术并发症发生率为0.4%。
2. 机器人辅助手术并发症发生率为0.6%。
3. 关节置换手术并发症发生率为0.7%。
4. 骨科住院患者四级手术并发症发生率为0.6%。

（二）骨科专业手术并发症发生率

1. 骨科专业手术并发症发生率（按行政区统计）

北京市17个行政区骨科专业手术并发症发生率平均值为0.4%，低于该平均值有6个行政区，分别是密云区（0.2%）、西城区（0.2%）、顺义区（0.2%）、怀柔区（0.2%）、经开区（0.3%）和门头沟区（0.3%）；昌平区（0.4%）和海淀区（0.4%）与平均值持平；高于平均值共有9个区，其中平谷区最高为1.6%（图2-1）。

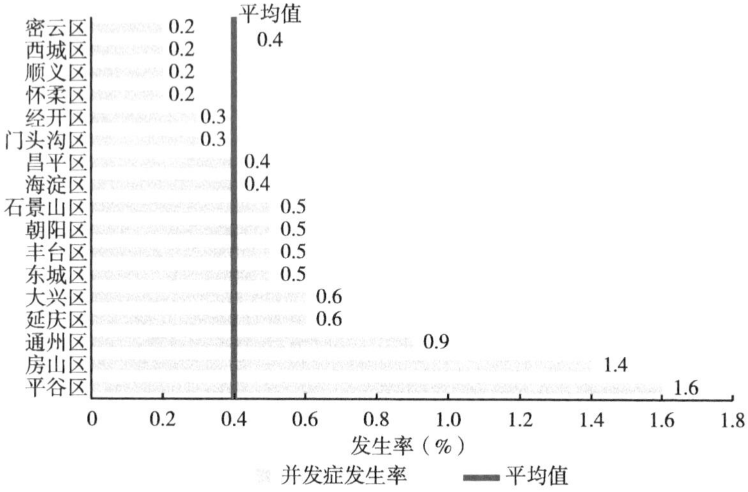

图2-1　北京市17个行政区骨科专业手术并发症发生率

2. 骨科专业手术并发症发生率（按医院等级统计）

一级医院骨科专业手术未出现并发症；二级医院并发症发生率为0.7%，高于平均值；三级医院并发症发生率为0.4%，与平均值（0.4%）持平（图2-2）。

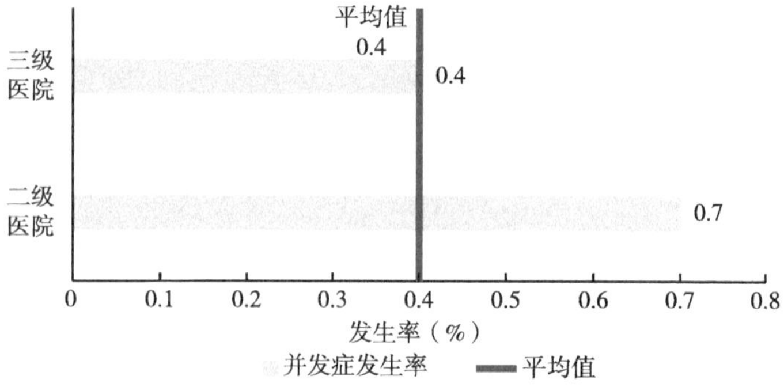

图2-2　各级医院骨科专业手术并发症发生率

3. 骨科专业手术并发症发生率（按公立/民营医院统计）

公立医院和民营医院骨科专业手术并发症发生率均为0.4%，均与平均值（0.4%）持平（图2-3）。

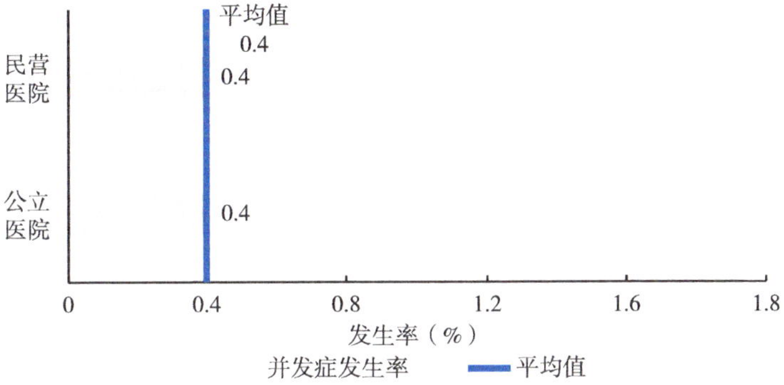

图2-3　公立/民营医院骨科专业手术并发症发生率

（三）机器人辅助手术并发症发生率

机器人辅助手术包括机器人辅助直视手术和机器人辅助经皮手术。

1. 机器人辅助直视手术并发症发生率

（1）机器人辅助直视手术并发症发生率（按行政区统计）

北京市17个行政区中，有10个行政区开展了骨科机器人辅助直视手术，其中有4个行政区出现了手术并发症，分别是东城区、海淀区、朝阳区和西城区，其中西城区并发症发生率为0.2%，低于平均值（0.6%）；其余3个行政区均高于平均值（0.6%），东城区最高为3.0%（图2-4）。

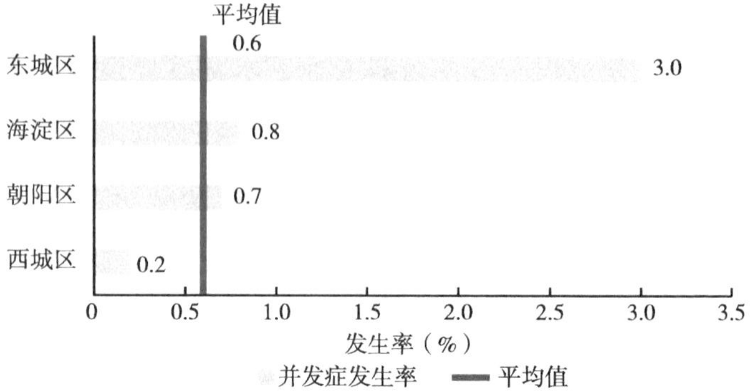

图2-4　北京市4个行政区（排名前4）机器人辅助直视手术并发症发生率

（2）机器人辅助直视手术并发症发生率（按医院等级统计）

一级医院未开展机器人辅助直视手术；二级医院机器人辅助直视手术未出现并发症；三级医院机器人辅助直视手术并发症发生率为0.7%，高于平均值（0.6%）（图2-5）。

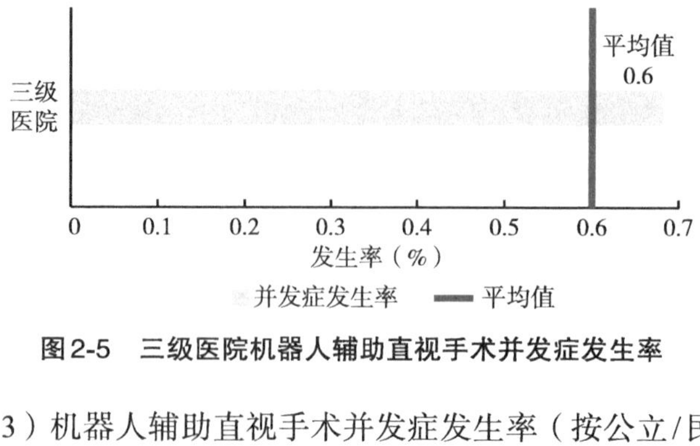

图2-5　三级医院机器人辅助直视手术并发症发生率

（3）机器人辅助直视手术并发症发生率（按公立/民营医院统计）

公立医院机器人辅助直视手术并发症发生率为0.6%，与平均值（0.6%）持平；民营医院机器人辅助直视手术并发症发生率为1.1%，高于平均值（0.6%）（图2-6）。

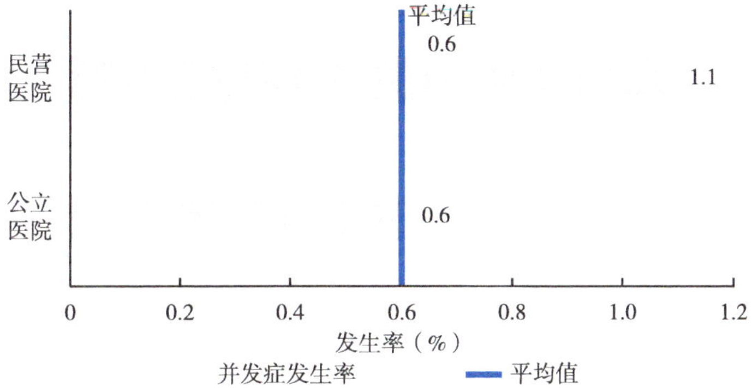

图2-6　公立/民营医院机器人辅助直视手术并发症发生率

2. 机器人辅助经皮手术并发症发生率

（1）机器人辅助经皮手术并发症发生率（按行政区统计）

北京市17个行政区中，有10个行政区开展了骨科机器人辅助经皮手术，有4个行政区出现了手术并发症，其中西城区和海淀区机器人辅助经皮手术并发症发生率低于平均值（0.6%），西城区最低为0.3%；其余2个行政区均高于平均值（0.6%），昌平区最高为4.7%（图2-7）。

（2）机器人辅助经皮手术并发症发生率（按医院等级统计）

一级医院未开展机器人辅助经皮手术；二级医院机器人辅助经皮手术人数仅1人，且未出现并发症；三级医院机器人辅助经皮手术并发症发生率为0.6%，与平均值（0.6%）持平（图2-8）。

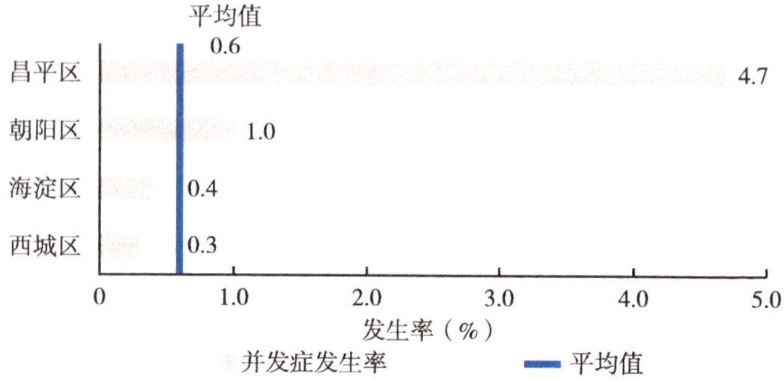

图2-7　北京市4个行政区机器人辅助经皮手术并发症发生率

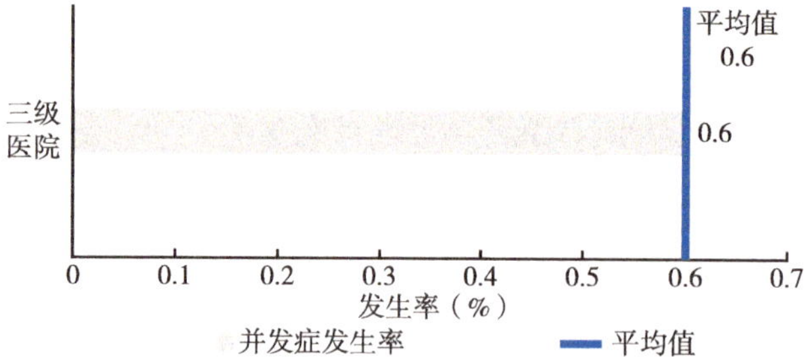

图2-8　三级医院机器人辅助经皮手术并发症发生率

（3）机器人辅助经皮手术并发症发生率（按公立/民营医院统计）

公立医院机器人辅助直视手术并发症发生率为0.5%，低于平均值（0.6%）；民营医院机器人辅助经皮手术并发症发生率为0.9%，高于平均值（0.6%）（图2-9）。

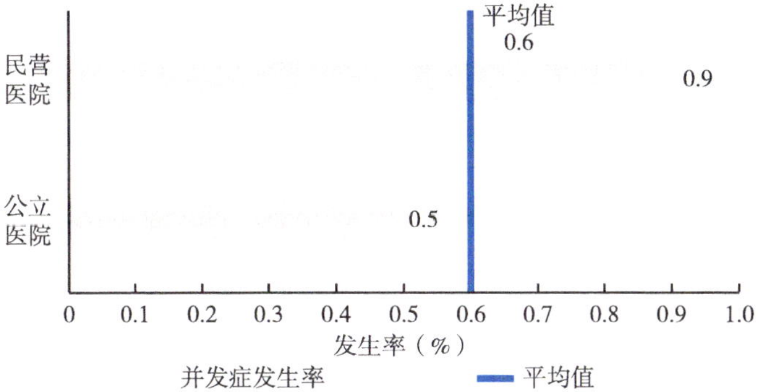

图2-9　公立/民营医院机器人辅助经皮手术并发症发生率

（四）关节置换手术并发症发生率

1. 关节置换手术并发症发生率（按行政区统计）

北京市17个行政区均开展了关节置换手术，只有经开区未出现关节置换手术并发症；其中有6个行政区关节置换手术并发症发生率低于平均值（0.7%），分别是西城区（0.2%）、怀柔区（0.3%）、密云区（0.5%）、大兴区（0.6%）、顺义区（0.6%）和海淀区（0.6%），其中西城区关节置换手术并发症发生率最低，为0.2%；其余10个行政区关节置换手术并发症发生率高于平均值（0.7%），分别是朝阳区（0.8%）、门头沟区（1.0%）、昌平区（1.1%）、石景山区（1.2%）、东城区（1.4%）、通州区（1.6%）、丰台区（1.8%）、延庆区（2.0%）、房山区（3.9%）和平谷区（6.4%），其中平谷区最高，为6.4%（图2-10）。

2. 关节置换手术并发症发生率（按医院等级统计）

一级医院关节置换手术人数仅1人，且未出现并发症；二级医院关节置换手术并发症发生率为2.2%，高于平均值（0.7%）；三级医院关节置换手术并发症发生率为0.7%，与平均值（0.7%）持平（图2-11）。

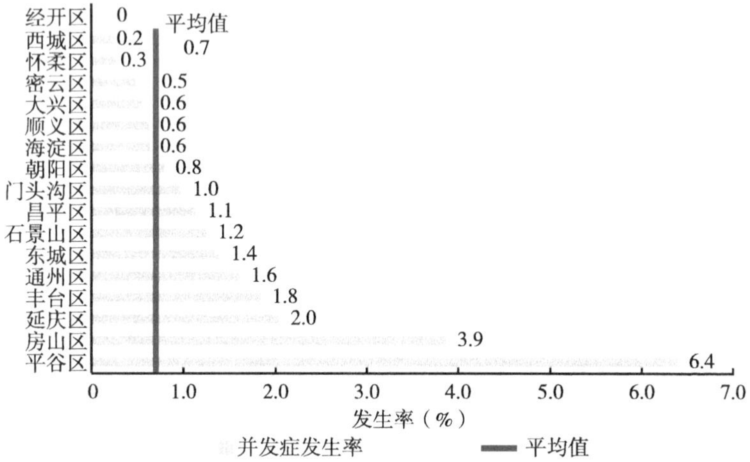

图2-10 北京市17个行政区关节置换手术并发症发生率

注：电子数据小数点后仅保留一位数字，因此图中会存在相同百分比但柱状图图例长度不相同的情况。

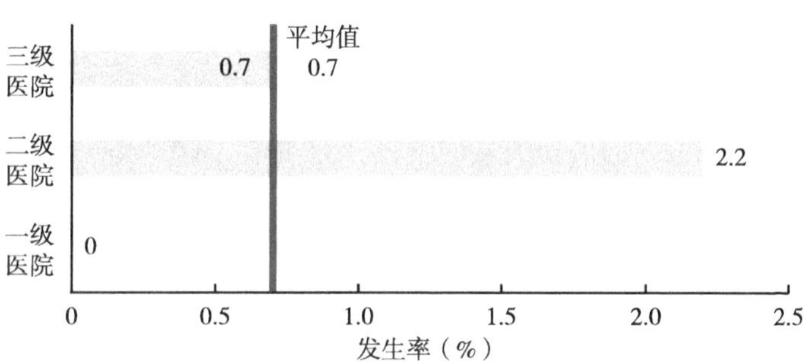

图2-11 各级医院关节置换手术并发症发生率

3. 关节置换手术并发症发生率（按公立/民营医院统计）

民营医院关节置换手术并发症发生率为0.5%，低于平均值（0.7%）；公立医院关节置换手术并发症发生率为0.7%，与平均值（0.7%）持平（图2-12）。

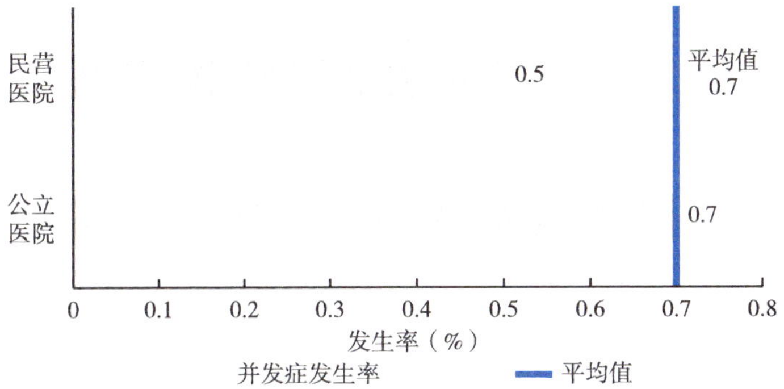

图2-12　公立/民营医院关节置换手术并发症发生率

（五）骨科住院患者四级手术并发症发生率

1. 骨科住院患者四级手术并发症发生率（按行政区统计）

北京市17个行政区均开展了骨科住院患者四级手术，其中有7个行政区骨科住院患者四级手术并发症发生率低于平均值（0.6%），分别是密云区（0.2%）、怀柔区（0.2%）、门头沟区（0.2%）、西城区（0.3%）、经开区（0.4%）、顺义区（0.5%）和大兴区（0.5%），其中骨科住院患者四级手术并发症发生率最低为0.2%，分别是密云区、怀柔区和门头沟区；昌平区、海淀区和石景山区3个行政区的骨科住院患者四级手术并发症发生率与平均值（0.6%）持平，其余7个行政区并发症发生率高于平均值（0.6%），分别是朝阳区（0.7%）、丰台区（0.8%）、东城区（0.9%）、房山区（1.3%）、通州区（1.4%）、延庆区（1.4%）和平谷区（2.0%），其中平谷区最高为2.0%（图2-13）。

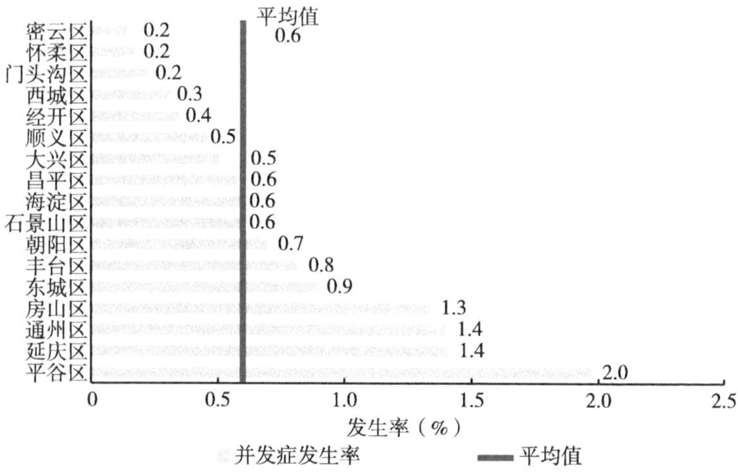

图2-13　北京市17个行政区骨科住院患者四级手术并发症发生率

注：由于数据小数点后仅保留一位数字，因此图中会存在相同百分比但柱状图图例长度不相同的情况。

2. 骨科住院患者四级手术并发症发生率（按医院等级统计）

一级医院未出现骨科住院患者四级手术并发症；二级医院骨科住院患者四级手术并发症发生率高于平均值（0.6%），为0.8%；三级医院骨科住院患者四级手术并发症发生率为0.6%，与平均值（0.6%）持平（图2-14）。

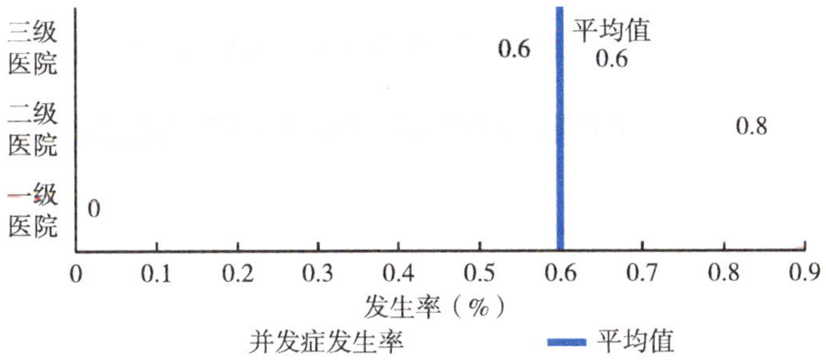

图2-14　各级医院骨科住院患者四级手术并发症发生率

3. 骨科住院患者四级手术并发症发生率（按公立/民营医院统计）

公立医院和民营医院骨科住院患者四级手术并发症发生率均为0.6%，均与平均值（0.6%）持平（图2-15）。

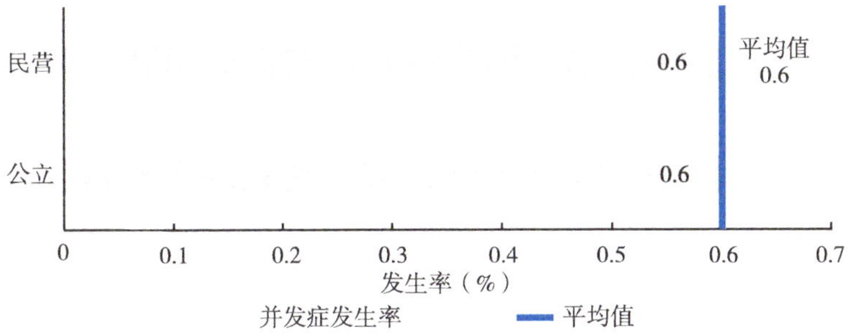

图2-15　公立/民营医院骨科住院患者四级手术并发症发生率

（六）手术并发症发生率

1. 骨科专业手术并发症发生率（按时间分布）

（1）骨科专业手术并发症发生率（按月、行政区统计）

北京市17个行政区中，骨科专业手术并发症发生率每月平均值排前3位的行政区分别是平谷区、房山区和通州区。平谷区骨科专业手术并发症发生率最高出现在2023年11月，为3.5%，骨科专业手术并发症发生率最低出现在2023年3月，为0.4%（图2-16）；每月骨科专业手术并发症发生率平均值最低的是密云区，仅在2023年6～8月出现了并发症人数，骨科专业手术并发症发生率最高出现在2023年6月，为1.4%，最低出现在2023年7月，为0.5%。

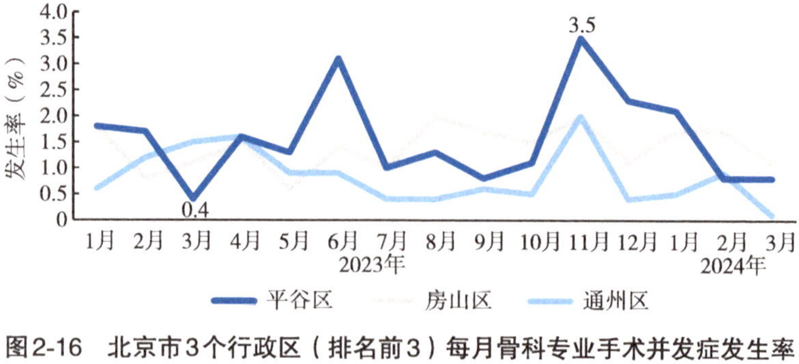

图2-16　北京市3个行政区（排名前3）每月骨科专业手术并发症发生率

（2）骨科专业手术并发症发生率（按月、医院等级统计）

一级医院未出现骨科专业手术并发症；二级医院骨科专业手术并发症发生率平均值为0.7%，其中骨科专业手术并发生发生率最高出现在2023年11月，为1.1%，骨科专业并发症发生率最低出现在2023年2月和10月，均为0.4%；三级医院骨科专业手术并发症发生率平均值为0.4%，其中骨科专业手术并发症发生率最高为0.5%（有7个月均为0.5%），最低为0.3%（有5个月均为0.3%）（图2-17）。

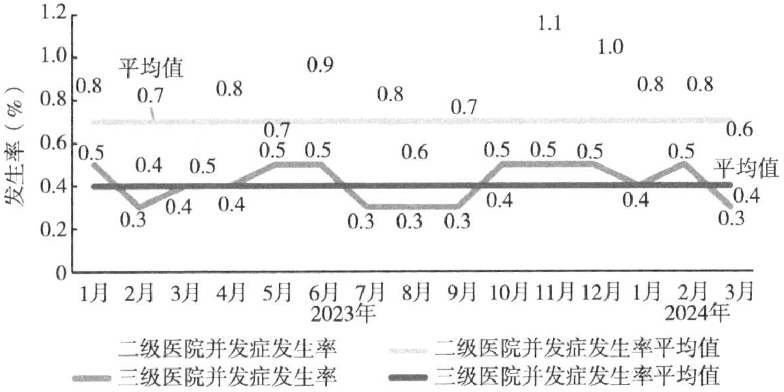

图2-17　各级医院每月骨科专业手术并发症发生率及平均值

（3）骨科专业手术并发症发生率（按月、公立/民营医院统计）

公立/民营医院骨科专业手术并发症发生率平均值均为0.4%，公立医院骨科专业手术并发症发生率最高为0.5%（有8个月均为0.5%），最低为0.3%，分别是在2023年2月和2024年3月；民营医院骨科专业手术并发症发生率最高出现在2023年1月，为0.8%，骨科专业手术并发症发生率最低出现在2023年2月，为0.1%（图2-18）。

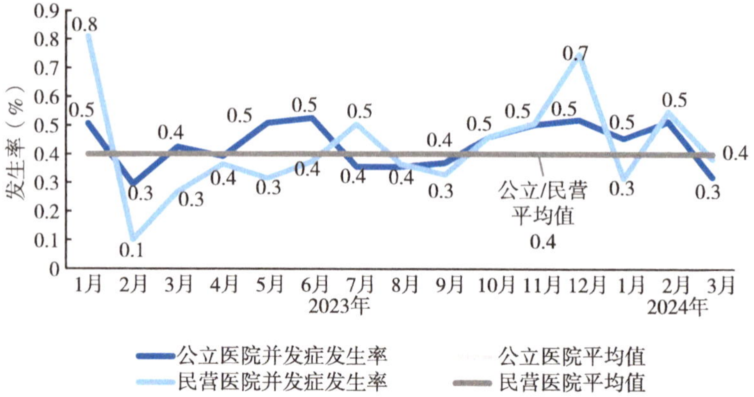

图2-18　公立/民营医院每月骨科专业手术并发症发生率

2. 机器人辅助手术并发症发生率（按时间分布）

（1）机器人辅助直视手术并发症率

1）机器人辅助直视手术并发症发生率（按月、行政区统计）

开展机器人辅助直视手术的10个行政区中，有4个行政区出现了手术并发症，各行政区并发症发生率平均值为0.6%，其中东城区各月均较高，机器人辅助直视手术并发症发生率在2023年2月高达20%，有4个月未出现并发症，并发症发生率最低出现在2024年1月，为2.0%。西城区总体机器人辅助直视手术并发症发生率较低，有3个月出现了并发症，并发症发生率最高出现在2023年6月，为1.7%，并发症发生率最低出现在2023年12月，为0.4%（图2-19）。

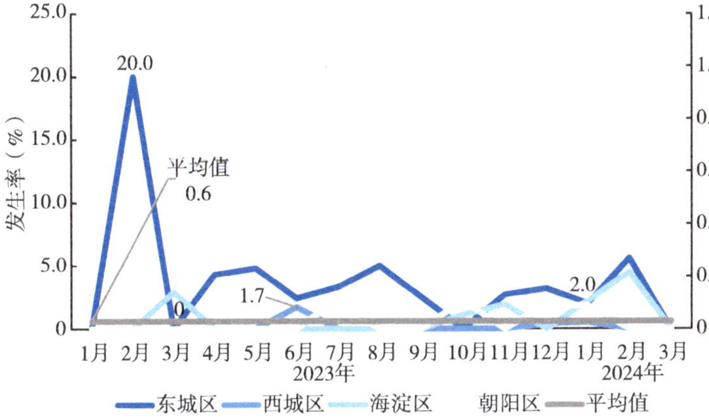

图2-19　北京市4个行政区（排名前4）机器人辅助直视手术并发症发生率

2）机器人辅助直视手术并发症发生率（按月、医院等级统计）

一级医院未开展机器人辅助直视手术；二级医院未出现机器人辅助直视手术并发症；三级医院机器人辅助直视手术并发症发生率最高出现在2023年2月，为1.8%，高于平均值（0.6%），2023年1月和2024年3月未出现并发症，有3个月并发症发生率低于平均值（0.6%），机器人辅助直视手术并发症发生率最低出现在2023年8月和9月，为0.3%（图2-20）。

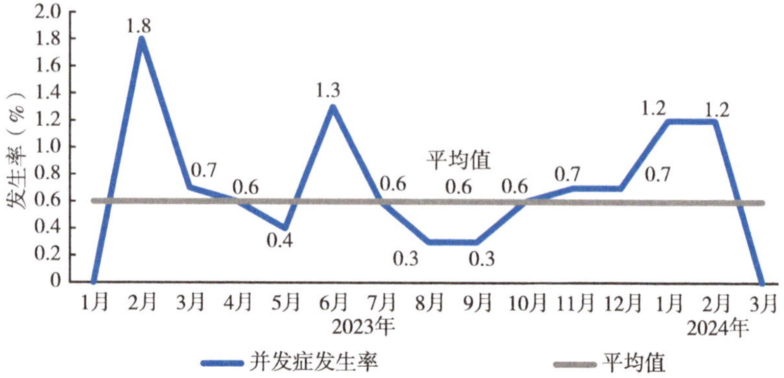

图2-20　三级医院每月机器人辅助直视手术并发症发生率

3）机器人辅助直视手术并发症发生率（按月、公立/民营医院统计）

民营医院机器人辅助直视手术有3个月出现了手术并发症，平均值为1.1%，高于公立医院平均值（0.6%）。民营医院机器人辅助直视手术并发症发生率最高出现在2023年10月，为6.7%；机器人辅助直视手术并发症发生率最低出现在2023年12月，为2.9%。公立医院机器人辅助直视手术并发症发生率最高出现在2023年2月，为1.8%，最低出现在2023年8～11月，为0.3%（图2-21）。

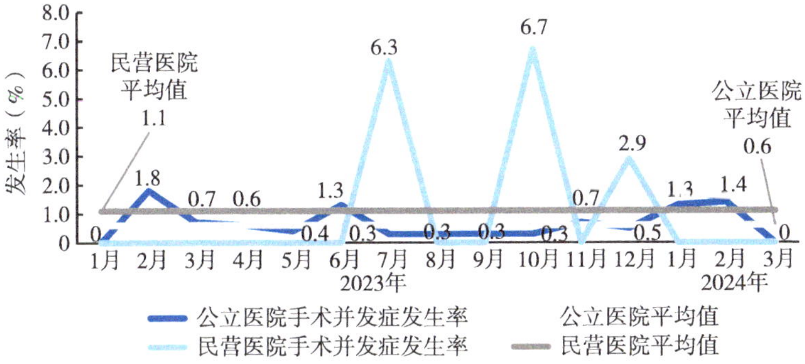

图2-21 公立/民营医院每月机器人辅助直视手术并发症发生率

（2）机器人辅助经皮手术并发症发生率

1）机器人辅助经皮手术并发症发生率（按月、行政区统计）

北京市17个行政区中，有10个行政区开展了骨科机器人辅助经皮手术，其中有4个行政区出现了机器人辅助经皮手术并发症，以昌平区机器人辅助经皮手术并发症发生率每月平均值最高，为4.7%，其中最高出现在2023年12月，为25%；西城区每月平均值最低为0.3%，其中并发症发生率最高出现在2023年8月，为2.3%（图2-22）。

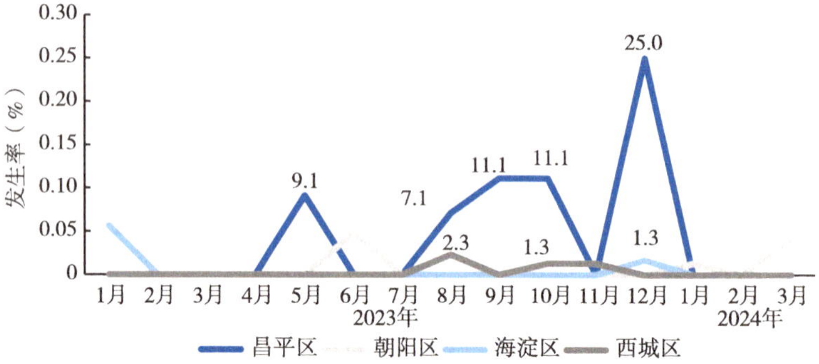

图2-22　北京市4个行政区（排名前4）每月机器人辅助经皮手术并发症发生率

2）机器人辅助经皮手术并发症发生率（按月、医院等级统计）

一级医院未开展机器人辅助经皮手术，二级医院手术人数仅1人且未出现手术并发症，三级医院机器人辅助经皮手术并发症发生率最高出现在2023年8月（1.8%），其中有6个月未出现手术并发症，最低出现在2023年9月和11月，均为0.5%（图2-23）。

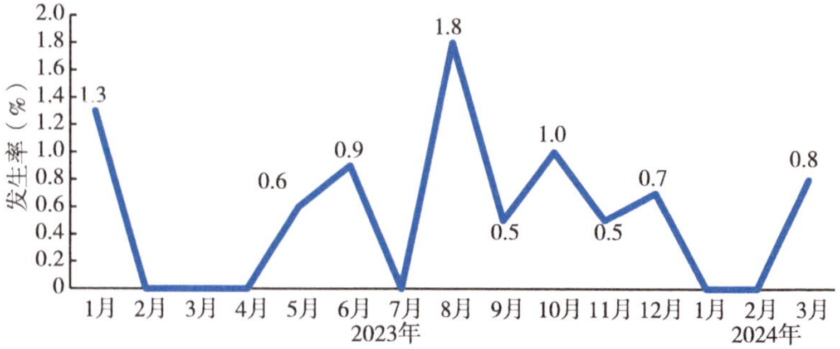

图2-23　三级医院机器人辅助经皮手术并发症发生率

3）机器人辅助经皮手术并发症发生率（按月、公立/民营医院统计）

民营医院每月机器人辅助经皮手术并发症发生率平均值高于公立医院，民营医院有5个月出现了手术并发症，并发症发生率最高出现在2023年8月，为3.3%，最低出现在2024年3月，为1.0%；公立医院有8个月出现了手术并发症，并发症发生率最高出现在2023年1月，为1.3%，最低出现在2023年9月，为0.5%（图2-24）。

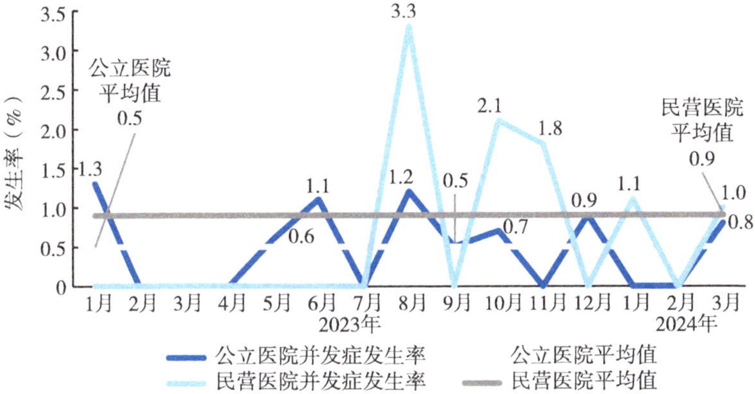

图2-24 公立/民营医院每月机器人辅助经皮手术并发症发生率

3. 关节置换手术并发症发生率（按时间分布）

（1）关节置换手术并发症发生率（按月、行政区统计）

北京市17个行政区中，仅经开区未出现关节置换手术并发症，其余16个行政区均出现了关节置换手术并发症，关节置换手术并发症发生率平均值排前3位的分别是平谷区（6.4%），房山区（3.9%），延庆区（2.0%）。其中平谷区并发症发生率最高出现在2023年11月，为23.1%；房山区并发症发生率最高出现在2023年1月和9月，为8.0%；延庆区并发症发生率最高出现在2024年2月，为16.7%（图2-25）。

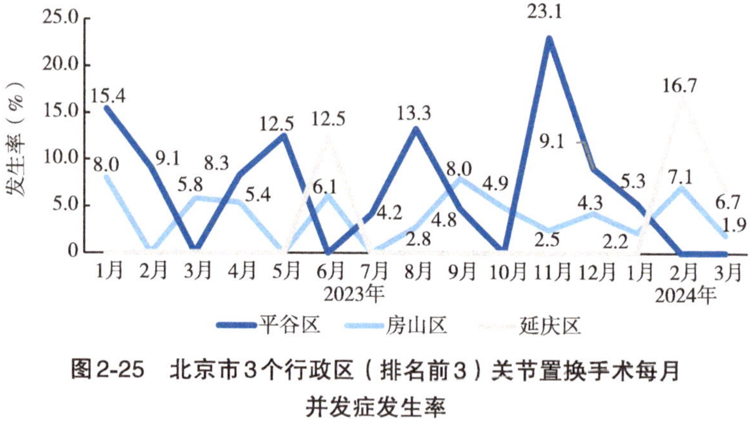

图2-25 北京市3个行政区（排名前3）关节置换手术每月并发症发生率

（2）关节置换手术并发症发生率（按月、医院等级统计）

一级医院仅在2023年9月开展1例关节置换手术，且未出现手术并发症；二级医院关节置换手术并发症发生率平均值（2.2%）高于三级医院（0.7%），二级医院关节置换手术并发症发生率最高出现在2023年1月，为3.6%，最低出现在2023年10月，未出现手术并发症；三级医院关节置换手术并发症发生率最高出现在2023年1月，为1.3%，最低出现在2024年3月，为0.4%（图2-26）。

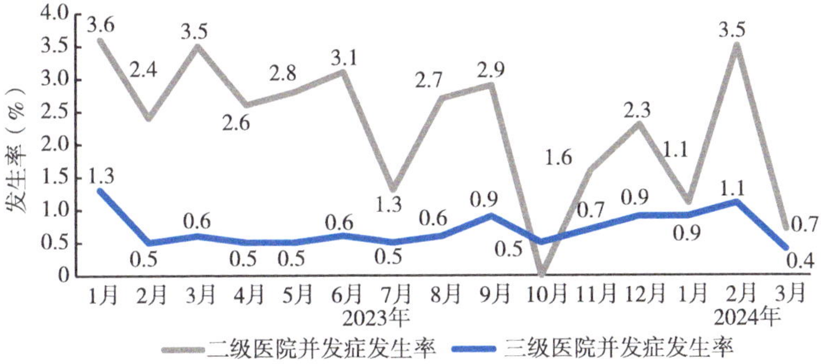

图2-26　各级医院每月关节置换手术并发症发生率

（3）关节置换手术并发症发生率（按月、公立/民营医院统计）

公立医院关节置换手术并发症发生率平均值（0.7%）高于民营医院（0.5%），其中公立医院关节置换手术并发症发生率最高出现在2023年1月，为1.3%，最低出现在2023年7月、10月和2024年3月，均为0.4%；民营医院关节置换手术并发症发生率最高出现在2023年1月，为2.1%，其中2023年3月和5月未出现手术并发症，并发症发生率最低分别在2023年4月、11月和2024年3月，均为0.2%（图2-27）。

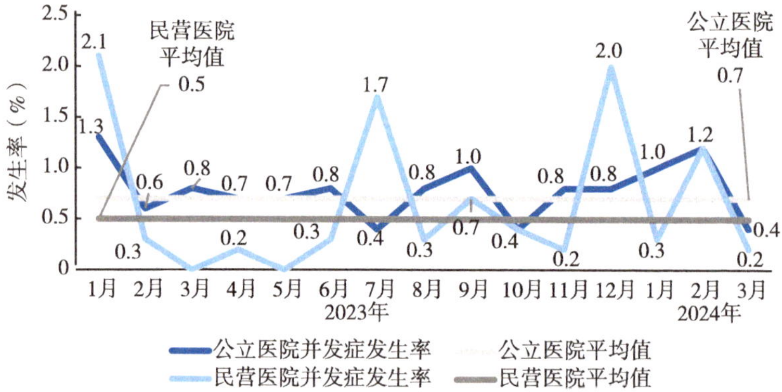

图2-27　公立/民营医院每月关节置换手术并发症发生率

4. 骨科住院患者四级手术并发症发生率（按时间分布）

（1）骨科住院患者四级手术并发症发生率（按月、行政区统计）

骨科住院患者四级手术并发症在北京市17个行政区均有发生，并发症发生率平均值排前3名的分别是平谷区（2.0%）、通州区（1.4%）和延庆区（1.4%），平谷区并发症发生率最高出现在2023年11月，为6.5%；其中有3个月未出现并发症，并发症发生率均最低出现在2023年8月、9月和2024年3月，为1.1%。通州区并发症发生率最高出现在2023年11月，为3.8%；通州区在2023年1月未出现并发症，并发症发生率最低出现在2024年3月，为0.3%。延庆区共有5个月出现了并发症，并发症发生率最高出现在2023年12月，为6.7%；并发症发生率最低出现在2023年5月，为3.0%（图2-28）。

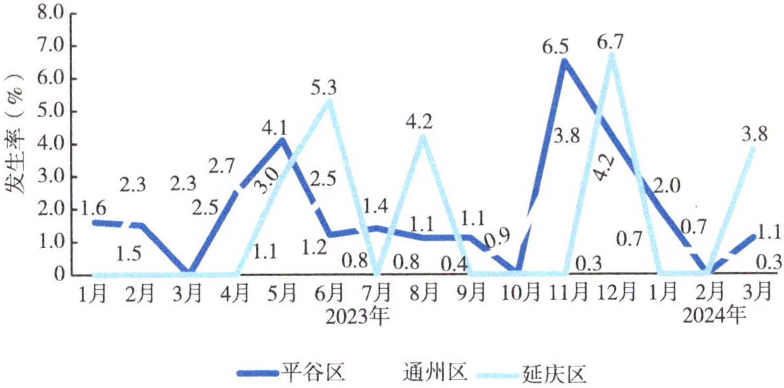

图2-28　北京市3个行政区（排名前3）每月骨科住院患者四级手术并发症发生率

（2）骨科住院患者四级手术并发症发生率（按月、医院等级统计）

一级医院未出现骨科住院患者四级手术并发症；二级医院骨科住院患者四级手术并发症发生率平均值（0.8%）高于三级医院平均值（0.6%），二级医院并发症发生率最高出现在2023年4月和12月，均为1.3%；其中2023年10月未出现并发症，最低出现在2024年1月，为0.2%。三级医院并发症发生率最高出现在2023年5月、12月和2024年2月，均为0.8%；最低出现在2023年2月，为0.3%（图2-29）。

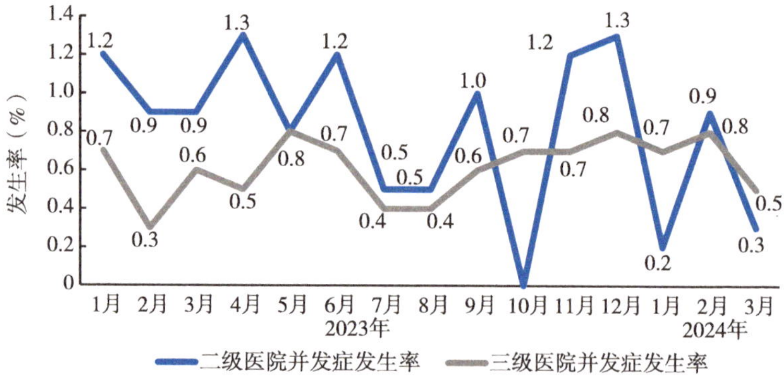

图2-29　各级医院每月骨科住院患者四级手术并发症发生率

（3）骨科住院患者四级手术并发症发生率（按月、公立/民营医院统计）

公立医院骨科住院患者四级手术并发症发生率最高出现在2023年5月、6月、12月和2024年2月，均为0.8%；最低出现在2023年2月和7月，均为0.3%。民营医院骨科住院患者四级手术并发症发生率最高出现在2023年1月，为1.2%；最低出现在2023年2月，为0.1%（图2-30）。

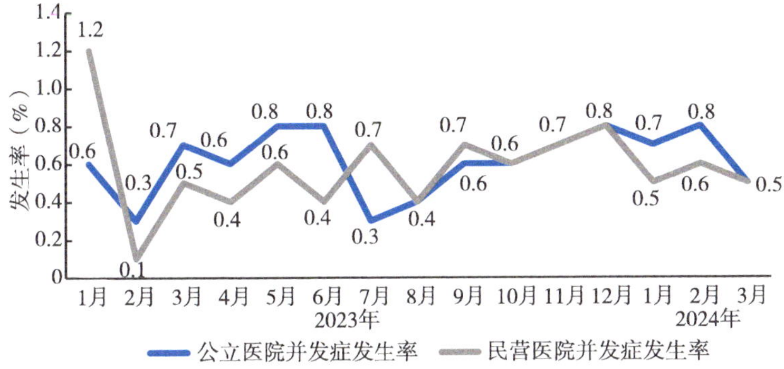

图2-30　公立/民营医院每月骨科住院患者四级手术并发症发生率

二、手术感染发生率

（一）手术总体感染发生率

1．骨科专业手术感染发生率为0.5‰（138/282 263）。

2．机器人辅助手术感染发生率

（1）机器人辅助直视手术感染发生率为0.2‰（1/4484）。

（2）机器人辅助经皮手术感染发生率为1.6‰（5/3101）。

3．关节置换手术感染发生率为0.2‰（9/39 620）。

4．骨科专业四级手术感染发生率为0.6‰（78/120 764）。

（二）骨科专业手术感染发生率

1. 骨科专业手术感染发生率（按行政区统计）

北京市17个行政区中，有13个行政区出现骨科专业手术感染，感染发生率平均值为0.5‰（138/282 263），其中7个行政区感染发生率高于平均值（0.5‰），分别是通州区、门头沟区、房山区、丰台区、昌平区、石景山区和朝阳区，其中通州区骨科专业手术感染发生率最高，为2.1‰（22/10 613）；大兴区、东城区与平均值（0.5‰）持平，均为0.5‰；有4个行政区低于平均值（0.5‰），分别是西城区、平谷区、海淀区和顺义区，其中顺义区感染发生率最低，为0.1‰（1/6908）（图2-31）。

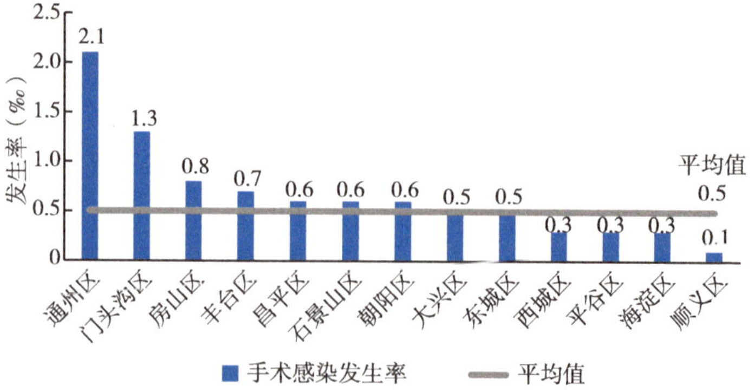

图2-31　北京市13个行政区骨科专业手术感染发生率

2. 骨科专业手术感染发生率（按医院等级统计）

一级医院未出现骨科专业手术感染情况；二级医院

骨科专业手术感染发生率为0.9‰（18/20 608），高于平均值（0.5‰）；三级医院骨科专业手术感染发生率为0.5‰（120/261 283），与平均值（0.5‰）持平（图2-32）。

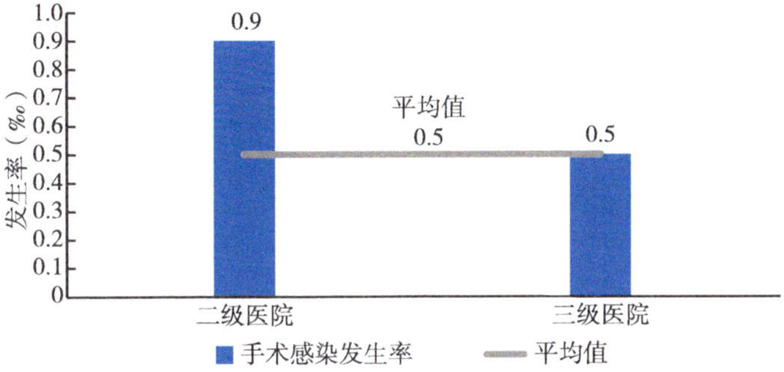

图2-32 各级医院骨科专业手术感染发生率

3. 骨科专业手术感染发生率（按公立/民营医院统计）

公立（119/246 289）、民营（19/35 974）医院手术感染发生率均为0.5‰，与平均值（0.5‰）持平（图2-33）。

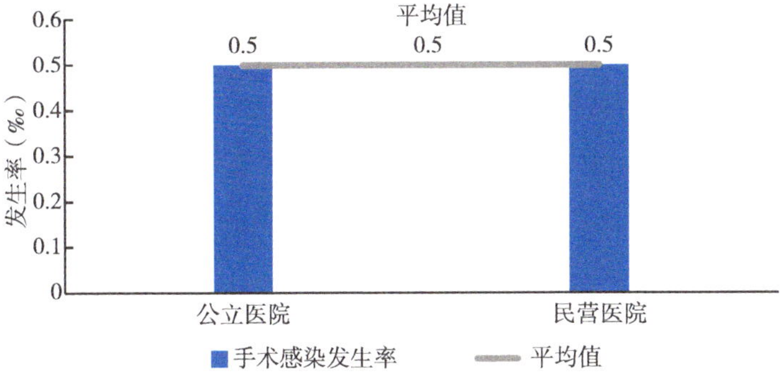

图2-33 公立/民营医院骨科专业手术感染发生率

（三）机器人辅助手术感染发生率

1. 机器人辅助直视手术感染发生率

（1）机器人辅助直视手术感染发生率（按行政区统计）

北京市17个行政区中，有10个行政区开展了机器人辅助直视手术，其中只有海淀区有1人出现手术感染，手术感染发生率为0.9‰（1/1056），高于平均值（0.2‰）（图2-34）。

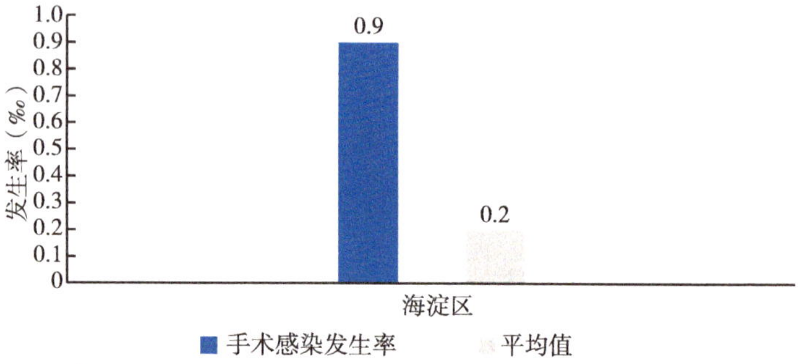

图2-34 北京市海淀区机器人辅助直视手术感染发生率

（2）机器人辅助直视手术感染发生率（按医院等级统计）

一级医院未开展机器人辅助直视手术；二级医院机器人辅助直视手术感染发生率为0；三级医院机器人辅助直视手术感染发生率为0.20‰（1/4402），与平均值（0.20‰）持平（图2-35）。

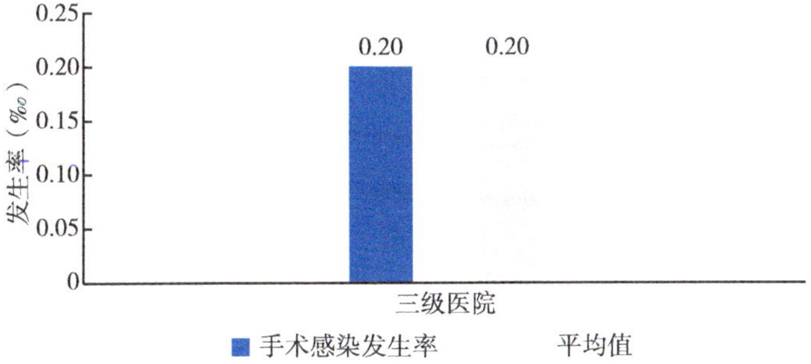

图2-35　三级医院机器人辅助直视手术感染发生率

（3）机器人辅助直视手术感染发生率（按公立/民营医院统计）

公立医院机器人辅助直视手术感染发生率为0.20‰（1/4402），与平均值（0.20‰）持平，民营医院机器人辅助直视手术未出现手术感染（图2-36）。

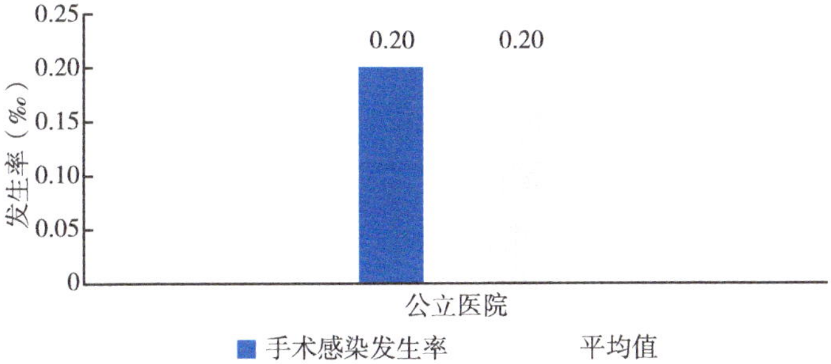

图2-36　公立医院机器人辅助直视手术感染发生率

2. 机器人辅助经皮手术感染发生率

（1）机器人辅助经皮手术感染发生率（按行政区统计）

北京市17个行政区中，有10个行政区开展了机器人辅助经皮手术，手术感染发生率平均值为1.6‰（5/3101），其中只有西城区和海淀区出现了手术感染，均高于平均值（1.6‰），西城区机器人辅助经皮手术感染发生率最高，为2.7‰（4/1466）（图2-37）。

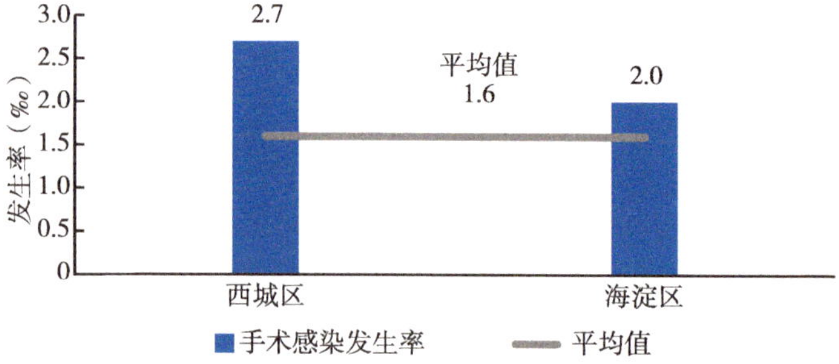

图2-37 北京市2个行政区辅助经皮手术感染发生率

（2）机器人辅助经皮手术感染发生率（按医院等级统计）

一级医院未开展机器人辅助经皮手术；二级医院机器人辅助经皮手术感染发生率为0；三级医院机器人辅助经皮手术感染发生率为1.6‰（5/3100），与平均值（1.6‰）持平（图2-38）。

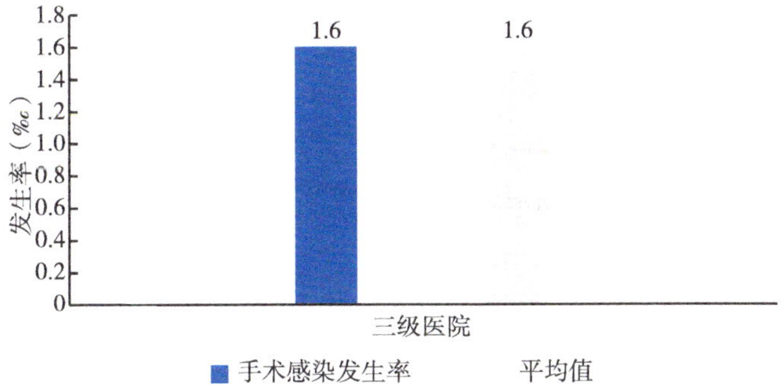

图2-38　三级医院机器人辅助经皮手术感染发生率

（3）机器人辅助经皮手术感染发生率（按公立/民营医院统计）

公立医院机器人辅助经皮手术感染发生率为0.8‰（2/2453），低于平均值（1.6‰）；民营医院机器人辅助经皮手术感染发生率为4.6‰（3/648），高于平均值（1.6‰）（图2-39）。

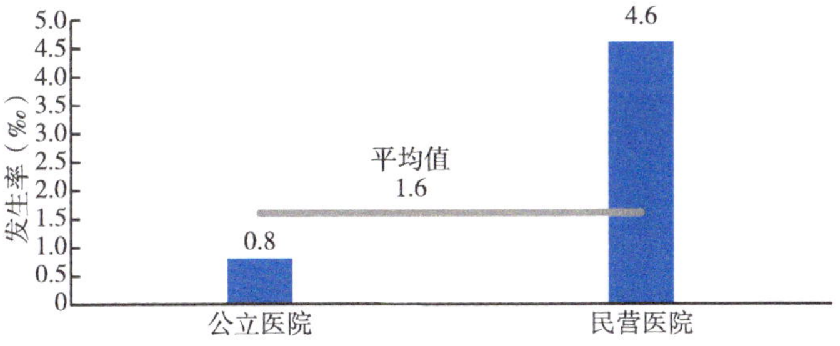

图2-39　公立/民营医院机器人辅助经皮手术感染发生率

（四）关节置换手术感染发生率

1. 关节置换手术感染发生率（按行政区统计）

北京市17个行政区均开展了关节置换手术，其中有5个行政区关节置换手术出现了手术感染，手术感染发生率平均值为0.2‰，有3个行政区高于平均值，分别是昌平区、东城区和海淀区，其中昌平区关节置换手术感染发生率最高，为1.7‰（2/1145）。朝阳区（1/7555）和西城区（2/16745）关节置换手术感染发生率均为0.1‰，低于平均值（0.2‰）（图2-40）。

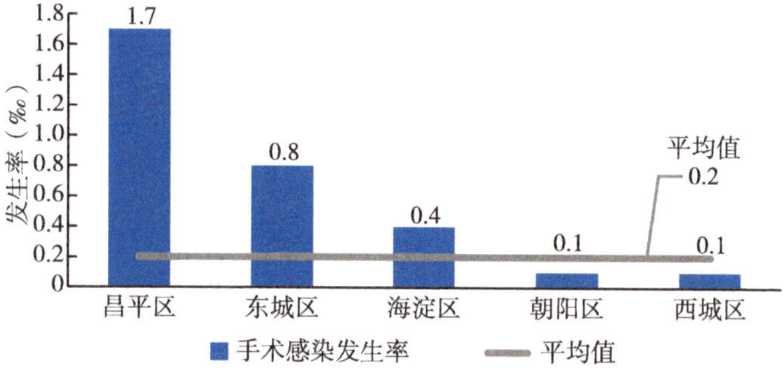

图2-40　北京市5个行政区关节置换手术感染发生率

2. 关节置换手术感染发生率（按医院等级统计）

一级医院开展关节置换手术人数仅1人，且未出现手术感染情况；二级医院关节置换手术感染发生率为1.3‰（2/1501），高于平均值（0.2‰）；三级医院关节置换手术感染发生率为0.2‰（7/38118），与平均值（0.2‰）持平（图2-41）。

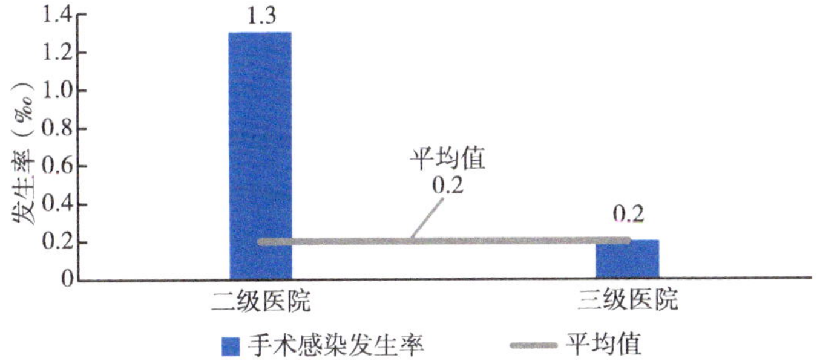

图2-41　各级医院关节置换手术感染发生率

3. 关节置换手术感染发生率（按公立/民营医院统计）

公立医院（8/34 419）和民营医院（1/5201）关节置换手术感染发生率均为0.20‰，均与平均值（0.20‰）持平（图2-42）。

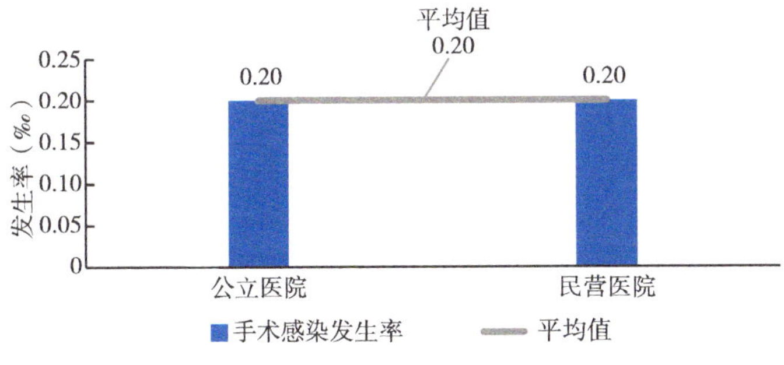

图2-42　公立/民营医院关节置换手术感染发生率

（五）骨科住院患者四级手术感染发生率

1. 骨科住院患者四级手术感染发生率（按行政区统计）

北京市17个行政区均开展了骨科住院患者四级手术，其中有10个行政区出现了手术感染，有5个行政区高于平均值，分别是通州区、东城区、丰台区、昌平区和朝阳区，其中通州区最高，为3.2‰（13/4009）。西城区四级手术感染发生率为0.6‰（19/34 407），与平均值（0.6‰）持平。有4个行政区低于平均值（0.6‰），分别是海淀区、顺义区、大兴区和石景山区，其中大兴区（1/2766）和石景山区（1/2371）最低，均为0.4‰（图2-43）。

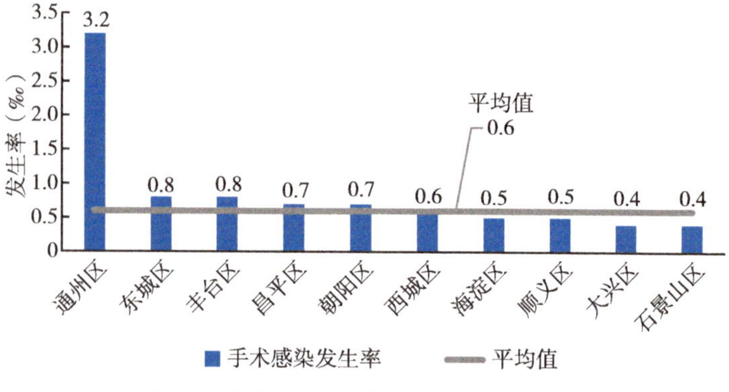

图2-43　北京市10个行政区四级手术感染发生率

2. 骨科住院患者四级手术感染发生率（按医院等级统计）

一级医院骨科住院患者四级手术未出现手术感染情况；二级医院骨科住院患者四级手术感染发生率为0.8‰（5/6158），高于平均值（0.6‰）；三级医院骨科住院患者四级手术感染发生率为0.6‰（73/114 294），与平均值（0.6‰）持平（图2-44）。

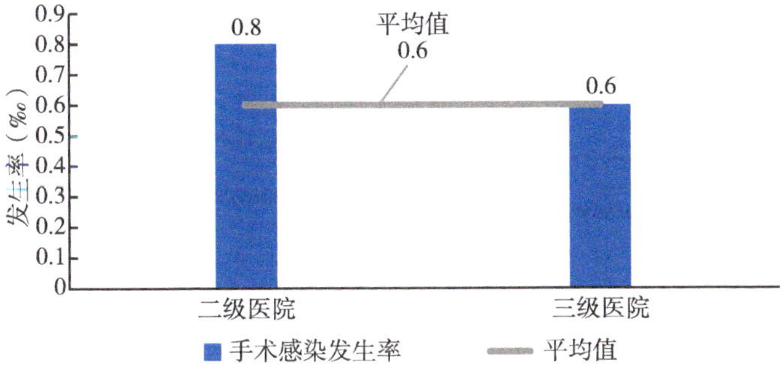

图2-44　二级、三级医院四级手术感染发生率

3. 骨科住院患者四级手术感染发生率（按公立/民营医院统计）

公立医院骨科住院患者四级手术感染发生率为0.6‰（66/105 465），与平均值（0.6‰）持平；民营医院骨科住院患者四级手术感染发生率为0.8‰（12/15 299），高于平均值（0.6‰）（图2-45）。

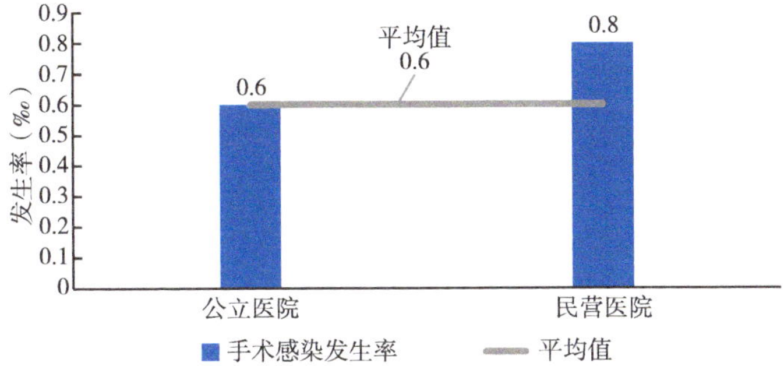

图2-45　公立/民营医院四级手术感染发生率

（六）骨科住院患者Ⅰ类切口手术感染发生率

1. 骨科住院患者Ⅰ类切口手术感染发生率（按行政区统计）

北京市17个行政区骨科住院患者手术中均涉及Ⅰ类切口，其中有11个行政区出现了Ⅰ类切口手术感染情况，感染发生率平均值为1.1‰（270/252 083）。朝阳区和丰台区高于平均值（1.1‰），朝阳区Ⅰ类切口手术感染发生率最高，为4.2‰（197/47 274）；其中有9个行政区低于平均值，分别是东城区、大兴区、房山区、通州区、海淀区、石景山区、顺义区、西城区和昌平区，其中Ⅰ类切口手术感染发生率最低是昌平区，为0.1‰（19 373）（图2-46）。

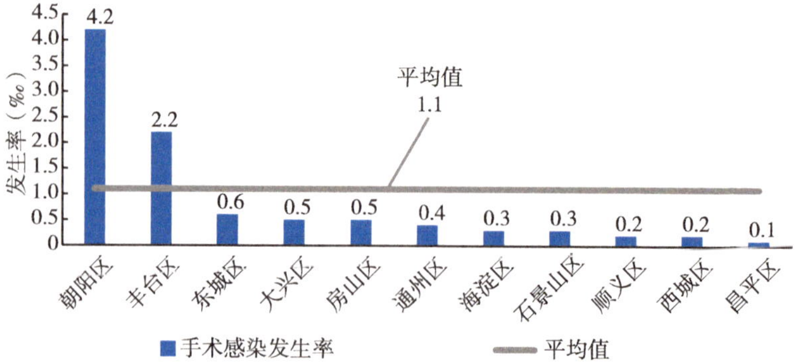

图2-46　北京市11个行政区Ⅰ类切口手术感染发生率

2. 骨科住院患者Ⅰ类切口手术感染发生率（按医院等级统计）

一级医院骨科住院患者手术中未出现Ⅰ类切口手术感染情况；二级医院骨科住院患者Ⅰ类切口手术感染发生率为0.8‰（15/17 930）；三级医院骨科住院患者Ⅰ类切口手术感染发生率为1.1‰（255/234 321），与平均值（1.1‰）持平（图2-47）。

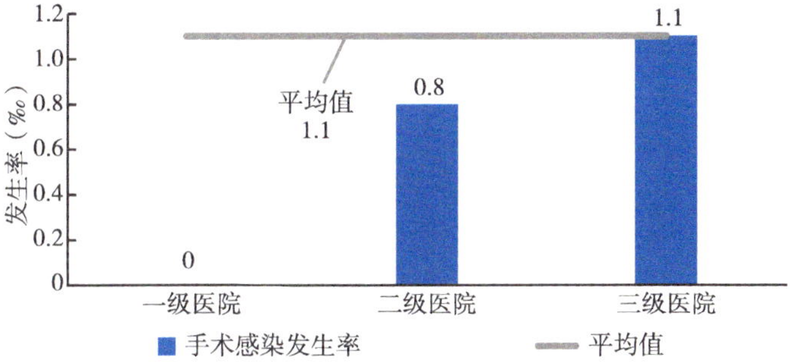

图2-47　二级、三级医院Ⅰ类切口感染发生率

3. 骨科住院患者Ⅰ类切口手术感染发生率（按公立/民营医院统计）

公立医院骨科住院患者Ⅰ类切口手术感染发生率为0.3‰（75/221 549），低于平均值（1.1‰）；民营医院骨科住院患者Ⅰ类切口手术感染发生率为6.4‰（195/30 534），高于平均值（1.1‰）（图2-48）。

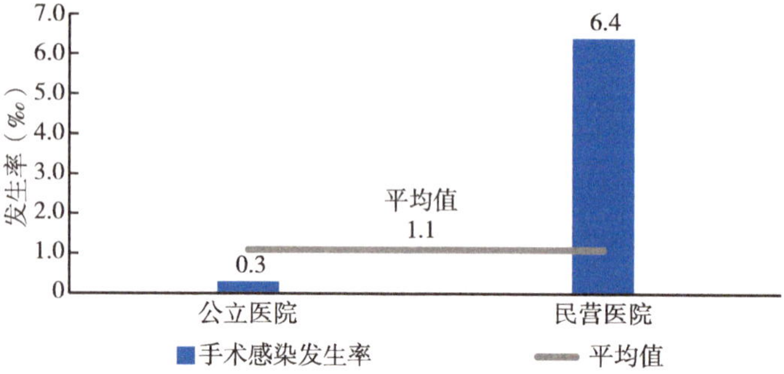

图2-48　公立/民营医院Ⅰ类切口手术感染发生率

（七）手术感染发生率

1. 骨科专业手术感染发生率（按时间分布）

（1）骨科专业手术感染发生率（按月、行政区统计）

北京市17个行政区中，有13个行政区出现了骨科专业手术感染情况，感染发生率平均值排前3名的是通州区2.1‰（22/10 613）、门头沟区1.3‰（4/3126）和房山区0.8‰（6/7398），其中通州区骨科专业手术感染发生率最高出现在2023年3月（6/861）和4月（6/857），均为7.0‰，通州区有5个月未出现骨科专业手术感染，感染发生率最低出现在2023年5月（1/757）、12月（1/754）和2024年3月（1/788），均为1.3‰。门头沟区只有3个月出现了骨科专业手术感染情况，感染发生率最高出现在2023年6月，为10.6‰（2/189），最低出现在2024年1月，为4.7‰（1/211）。房山区也是有3个月出现了骨科专业手术感染情况，感染发生率最高出现在2023年10月，为4.2‰（2/475），感染发生率最低出现在2023年7月，为1.9‰（1/517）（图2-49）。

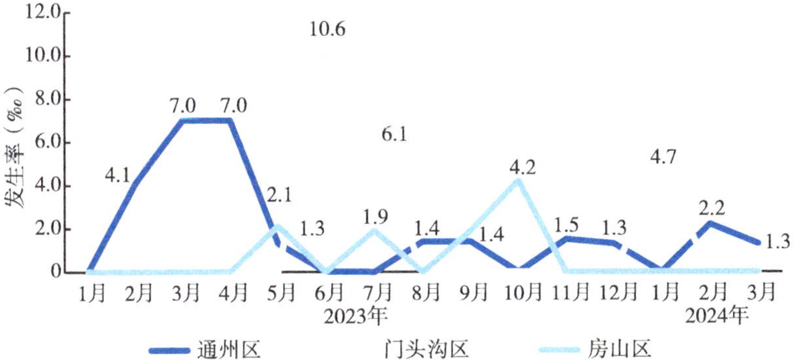

图2-49　北京市3个行政区（排名前3）每月骨科专业手术感染发生率

（2）骨科专业手术感染发生率（按月、医院等级统计）

一级医院骨科专业手术未出现感染情况；二级医院骨科专业手术感染发生率平均值为0.9‰（18/20 608），高于三级医院0.5‰（120/261 283），其中二级医院骨科专业手术感染发生率最高出现在2023年9月，为2.1‰（3/1452），二级医院有4个月未出现感染情况，感染发生率最低值为0.7‰，分别出现在2023年4月（1/1531）、5月（1/1337）、8月（1/1468）、11月（1/1506）和2024年1月（1/1530）；三级医院骨科专业手术感染发生率最高出现在2023年3月（17/20 583）和12月（15/18 180），均为0.8‰，最低出现在2023年2月（4/16 827）和2024年1月（4/18 584），均为0.2‰（图2-50）。

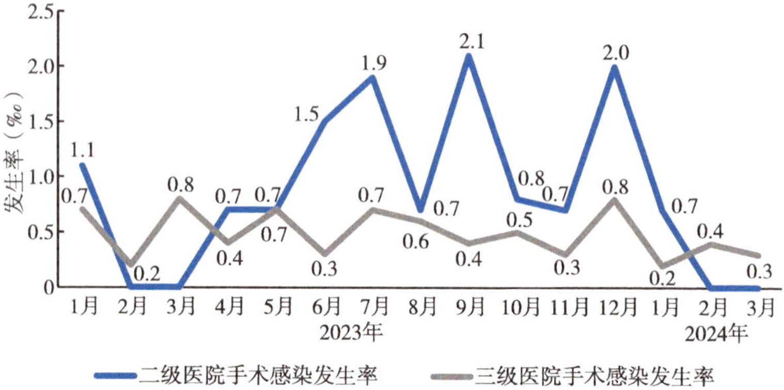

图2-50　二级、三级医院每月骨科专业手术感染发生率

（3）骨科专业手术感染发生率（按月、公立/民营医院统计）

公立医院骨科专业手术感染发生率最高出现在2023年7月（15/17 458）和12月（16/17 316），均为0.9‰，感染发生率最低出现在2023年11月（4/16 890）和2024年3月（4/18 757），均为0.2‰；民营医院骨科专业手术感染发生率最高出现在2023年1月2.7‰（4/1483），有4个月未出现感染情况，感染发生率最低出现在2023年3月（1/2612）、4月（1/2751）、9月（1/2441）和2024年3月（1/2614），均为0.4‰（图2-51）。

2. 机器人辅助手术感染发生率（按时间分布）

（1）机器人辅助直视手术感染发生率（按时间分布）

北京市17个行政区中，有10个行政区开展了机器人辅助直视手术，仅1人在2023年3月份出现感染，3月感染发生率为7.0‰（1/142），感染人员来自海淀区三级公立医院，海淀区的感染发生率是0.9‰（1/1056），高于公立医院感染发生率平均值0.2‰（1/4208），其余各行政区为0（图2-52）。

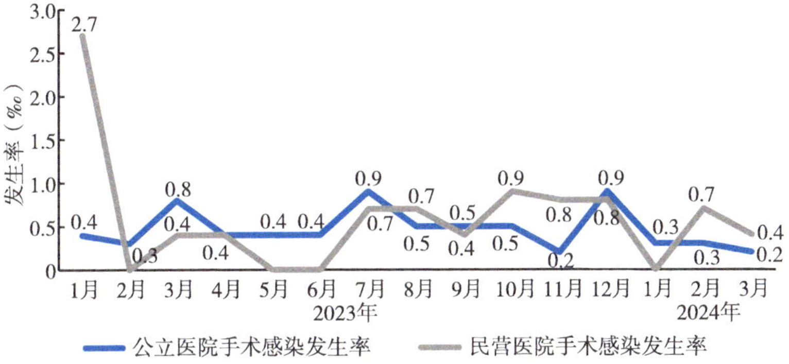

图2-51　公立/民营医院每月骨科专业手术感染发生率

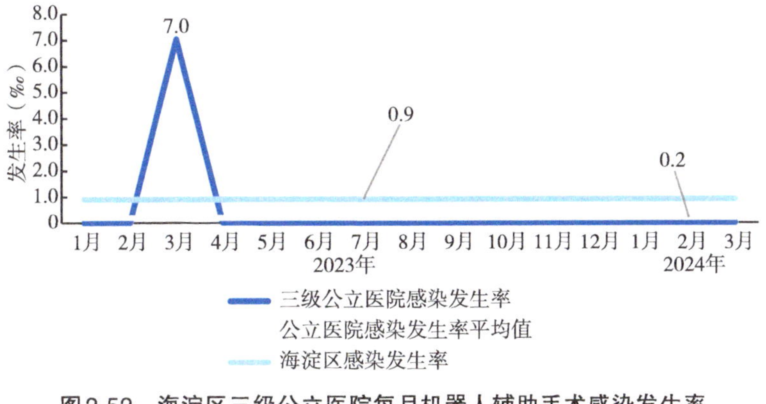

图2-52　海淀区三级公立医院每月机器人辅助手术感染发生率

（2）机器人辅助经皮手术感染发生率（按时间分布）

1）机器人辅助经皮手术感染发生率（按月、行政区统计）

北京市17个行政区中，有10个行政区开展了机器人辅助经皮手术，其中只有西城区和海淀区出现了手术感染情况，西城区手术感染发生率平均值为2.7‰（4/1466），高于海淀区的2.0‰（1/508），其中西城区只有3个月出现了手术感染情况，感染发生率最高出现在2023年8月，为15‰（2/133），感染发生率最低出现在2023年10月，为12.5‰（1/80）；海淀区仅在2023年12月出现了手术感染情况，感染发生率为16.7‰（1/60）（图2-53）。

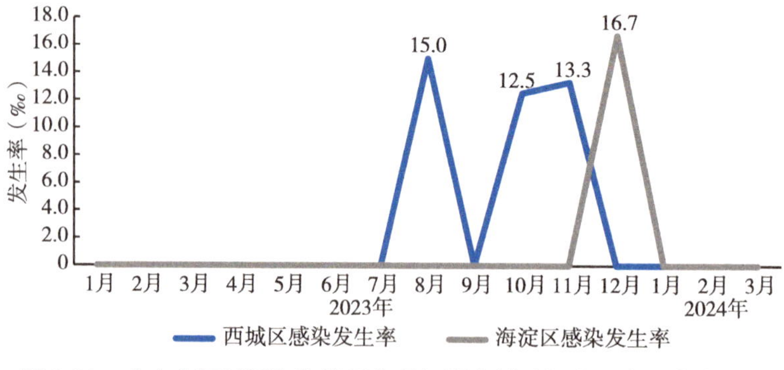

图2-53 北京市西城区和海淀区每月机器人辅助经皮手术感染发生率

2）机器人辅助经皮手术感染发生率（按月、医院等级统计）

一级医院未开展机器人辅助经皮手术；二级医院机器人辅助经皮手术仅1人，且未出现感染情况；三级医院机器人辅助经皮手术感染发生率平均值为1.6‰（5/3100），共有4个月出现了感染情况，均高于平均值（1.6‰），其中感染发生率最高出现在2023年8月，为8.8‰（2/228），感染发生率最低出现在2023年12月，为3.5‰（1/284）（图2-54）。

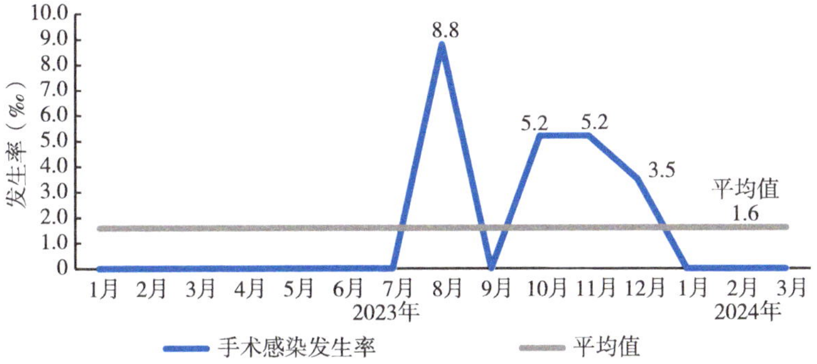

图2-54　三级医院每月机器人辅助经皮手术感染发生率

3）机器人辅助经皮手术感染发生率（按月、公立/民营医院统计）

民营医院机器人辅助经皮手术感染发生率平均值为4.6‰（3/648），高于公立医院的0.8‰（2/2453），其中公立医院只有2个月出现了感染情况，感染发生率最高出现在2023年8月，为6‰（1/168），感染发生率最低出现在2023年12月，为4.5‰（1/223）；民营医院有3个月出现了感染情况，感染发生率最高出现在2023年10月，为20.8‰（1/48），感染发生率最低出现在2023年8月，为16.7‰（1/60）（图2-55）。

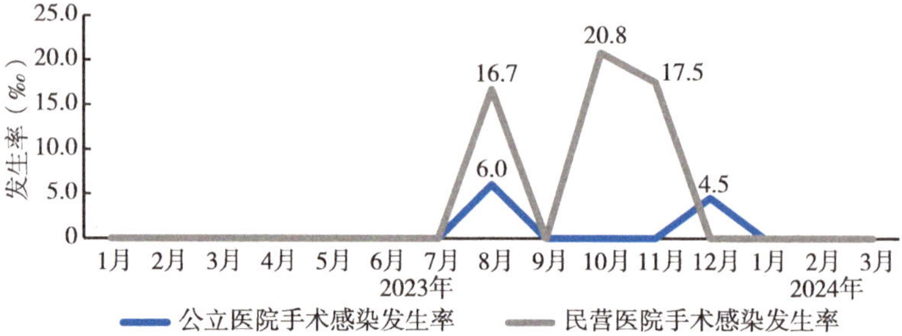

图2-55　公立/民营医院每月机器人辅助经皮手术感染发生率

3. 关节置换手术感染发生率（按时间分布）

（1）关节置换手术感染发生率（按月、行政区统计）

北京市17个行政区中，有5个行政区出现了关节置换手术感染情况，其中昌平区有2个月出现了感染情况，感染发生率最高出现在2024年1月，为12.8‰（1/78），感染发生率最低出现在2023年11月，为10‰（1/100）；东城区只有2个月出现了感染情况，感染发生率最高出现在2023年7月，为6.3‰（1/159），感染发生率最低出现在2023年3月，为4.7‰（1/213）；海淀区有2个月出现了关节置换手术感染情况，感染发生率最高出现在2023年8月，为3‰（1/329），感染发生率最低出现在2024年3月，为2.6‰（1/392）；西城区在2023年11月（1/1132）和12月（1/1069）出现了关节置换手术感染情况，感染发生率均为0.9‰；朝阳区只在2023年8月出现了关节置换手术感染情况，感染发生率为2.3‰（1/426）（图2-56）。

（2）关节置换手术感染发生率（按月、医院等级统计）

一级医院未开展关节置换手术；二级医院关节置换手术

感染发生率平均值为1.3‰（2/1501），高于三级医院感染发生率平均值0.2‰（7/38 118），二级医院关节置换手术分别在2023年8月和11月出现了感染情况，其中8月感染发生率为13.5‰（1/74），11月感染发生率为7.9‰（1/127）。三级医院关节置换手术有7个月出现了感染情况，其中有2个月感染发生率为0.3‰，其余5个月均为0.4‰（图2-57）。

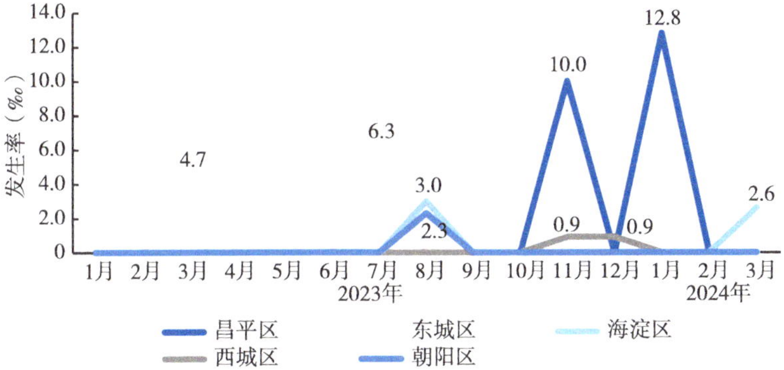

图2-56　北京市5个行政区每月关节置换手术感染发生率

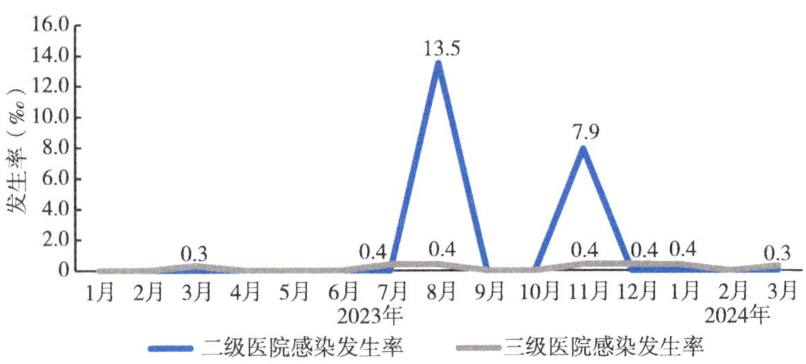

图2-57　二级、三级医院每月关节置换手术感染发生率

（3）关节置换手术感染发生率（按月、公立/民营统计）

公立医院关节置换手术有7个月出现了感染情况，感染发生率最高出现在2023年11月，为0.8‰（2/2471），最低出现在2023年3月，为0.3‰（1/2989）；民营医院关节置换手术只在2023年8月出现了感染情况，感染发生率为3.1‰（1/319）（图2-58）。

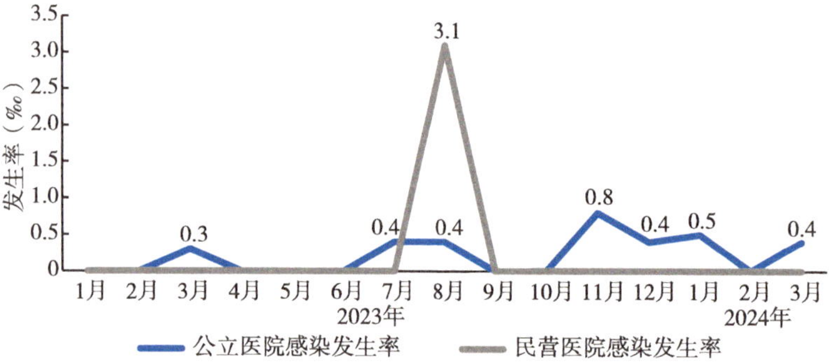

图2-58 公立/民营医院每月关节置换手术感染发生率

4. 四级手术感染发生率（按时间分布）

（1）四级手术感染发生率（按月、行政区统计）

北京市17个行政区中，有10个行政区出现了四级手术感染情况，四级手术感染发生率平均值排前3名的是通州区3.2‰（13/4009）、东城区0.8‰（9/11 273）和丰台区0.8‰（3/3686），其中通州区有8个月出现了四级手术感染情况，感染发生率最高出现在2023年3月，为13‰（4/308），最低出现在2024年3月，为3‰（1/334）；丰台区有3个月出现了感染情况，最高出现在2023年10月，为4.3‰（1/230），最低出现在2023年3月，为3.2‰（1/316）；东城区有5个月出现了四级手术感染情况，最高出现在2023年12月，为3.9‰（3/777），最低出现在2023年7月，为1.3‰（1/768）（图2-59）。

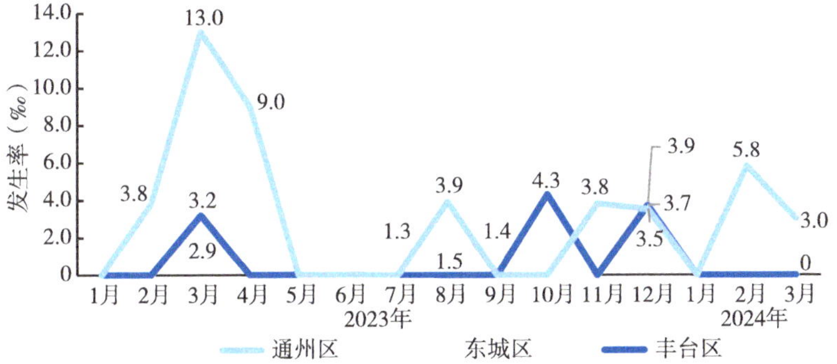

图2-59　北京市3个行政区（排名前3）每月四级手术感染发生率

（2）骨科住院患者四级手术感染发生率（按月、医院等级统计）

一级医院骨科住院患者四级手术未出现感染情况；二级医院骨科住院患者四级手术有5个月出现感染情况，其中感染发生率最高出现在2023年8月，为2.7‰（1/368），最低出现在11月，为2‰（1/490）；三级医院骨科住院患者四级手术感染发生率最高出现在2023年3月，为1.5‰（14/9603），感染发生率最低为0.3‰，分别出现在2023年2月（2/7550）、6月（2/7971）和2024年3月（3/8801）（图2-60）。

（3）骨科住院患者四级手术感染发生率（按月、公立/民营医院统计）

公立医院中骨科住院患者四级手术感染发生率最高出现在

2023年12月，为1.6‰（12/7446），感染发生率最低为0.3‰，分别出现在2023年2月（2/7077）和6月（2/7186）；民营医院中骨科住院患者有8个月出现四级手术感染情况，感染发生率最高出现在2023年1月，为3.9‰（2/512），感染发生率最低出现在2023年4月，为0.8‰（1/1210）（图2-61）。

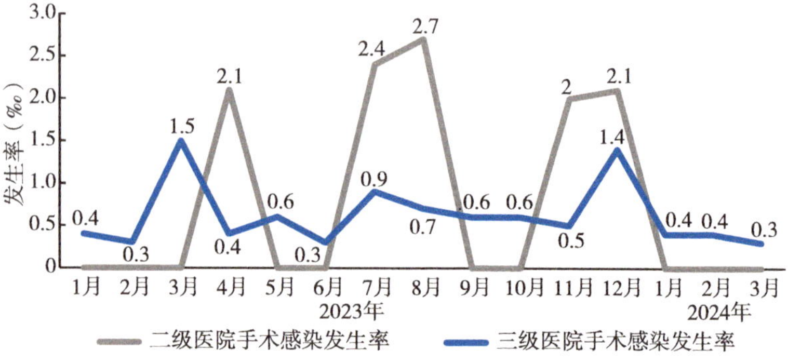

图2-60　二级、三级医院每月四级手术感染发生率

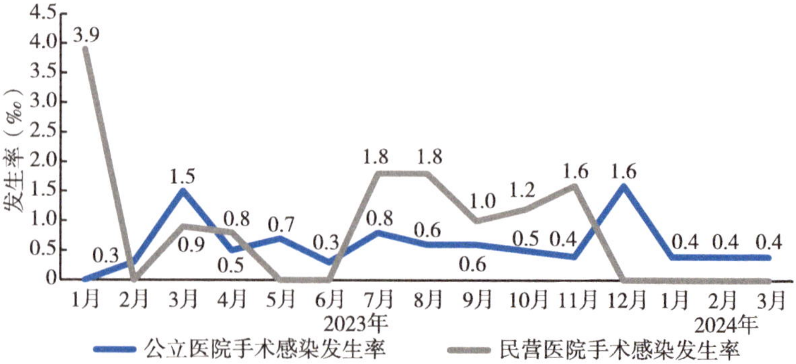

图2-61　公立/民营医院每月四级手术感染发生率

三、重返手术室再手术率

（一）总体重返手术室再手术率

1．骨科专业手术重返手术室再手术率为27.9‰（7888/282 263）。

2．机器人辅助手术重返手术室再手术率

（1）机器人辅助直视手术重返手术室再手术率为4‰（18/4484）。

（2）机器人辅助经皮手术重返手术室再手术率为9.4‰（29/3101）。

3．关节置换手术重返手术室再手术率为5.8‰（231/39 620）。

（二）骨科专业手术重返手术室再手术率

1．骨科专业手术重返手术室再手术率（按行政区统计）

北京市17个行政区中，骨科专业手术重返手术室再手术率有7个行政区高于平均值（27.9‰），分别是石景山区、经开区、朝阳区、门头沟区、大兴区、丰台区和房山区，重返手术室再手术率最高是石景山区，为147.0‰（759/5163）；其余10个行政区低于平均值，分别是通州区、东城区、西城区、顺义区、延庆区、昌平区、海淀区、平谷区、怀柔区和密云区，其中密云区重返手术室再手术率最低为7.4‰（18/2437）（图2-62）。

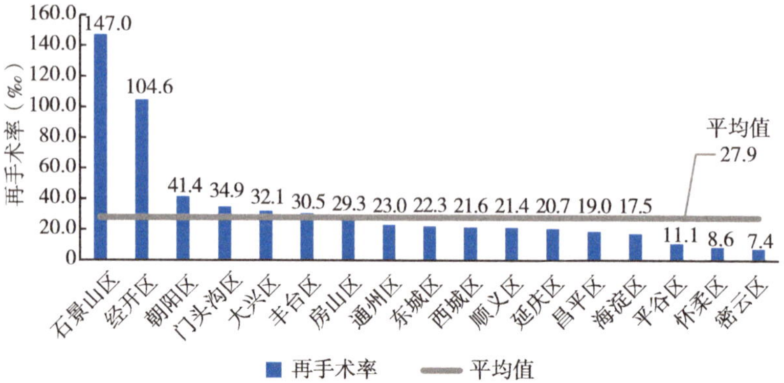

图2-62　北京市17个行政区骨科专业手术重返手术室再手术率

2. 骨科专业手术重返手术室再手术率（按医院等级统计）

一级医院骨科专业手术未出现重返手术室再手术情况；二级医院骨科专业手术重返手术室再手术率为26.9‰（554/20 608），低于平均值（27.9‰）；三级医院骨科专业手术重返手术室再手术率为28.1‰（7334/261 283），高于平均值（27.9‰）（图2-63）。

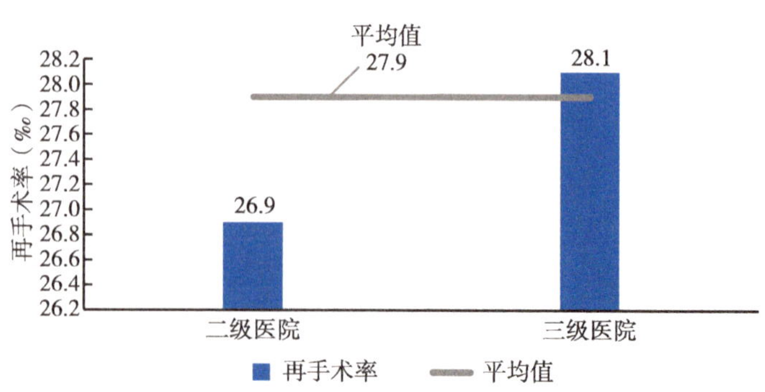

图2-63　二级、三级医院骨科专业手术重返手术室再手术率

3. 骨科专业手术重返手术室再手术率（按公立/民营医院统计）

公立医院骨科专业手术重返手术室再手术率为25.2‰（6202/246 289），低于平均值（27.9‰）；民营医院骨科专业手术重返手术室再手术率为46.9‰（1686/35 974），高于平均值（27.9‰）（图2-64）。

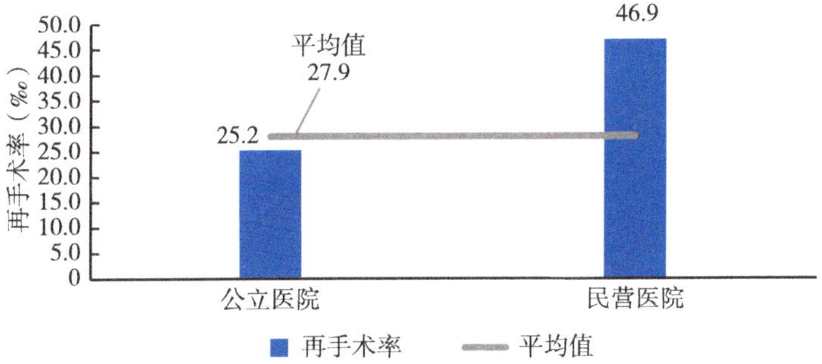

图2-64 公立/民营医院骨科专业手术重返手术室再手术率

（三）机器人辅助手术重返手术室再手术率

1. 机器人辅助直视手术

（1）机器人辅助直视手术重返手术室再手术率（按行政区统计）

北京市17个行政区中，有10个行政区开展了机器人辅助直视手术，其中只有朝阳区和海淀区出现了重返手术室再手术的情况，均高于平均值（4.0‰），朝阳区再手术率最高，为16.4‰（9/550）；海淀区再手术率最低，为8.5‰（9/1056）（图2-65）。

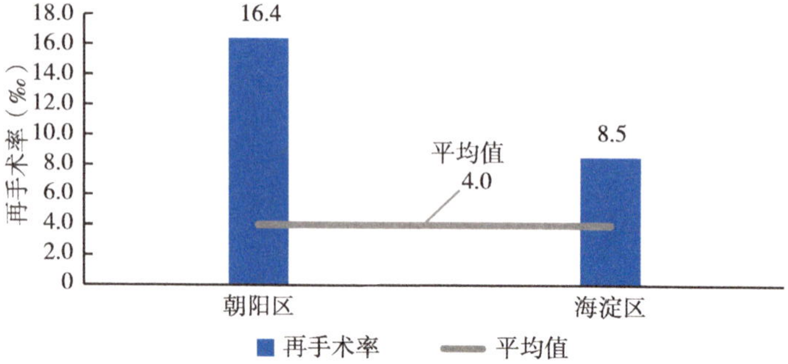

图2-65　北京市朝阳区和海淀区机器人辅助直视手术重返手术室再手术率

（2）机器人辅助直视手术重返手术室再手术率（按医院等级统计）

一级医院未开展机器人辅助直视手术；二级医院机器人辅助直视手术中未出现重返手术室再手术情况；三级医院机器人辅助直视手术重返手术室再手术率为4.10‰（18/4402），高于平均值（4.00‰）（图2-66）。

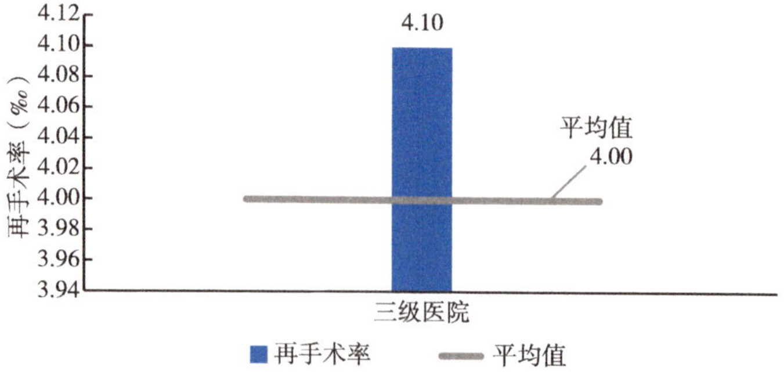

图2-66　三级医院机器人辅助直视手术重返手术室再手术率

（3）机器人辅助直视手术重返手术室再手术率（按公立/民营医院统计）

公立医院机器人辅助直视手术重返手术室再手术率为2.4‰（10/4208），低于平均值；民营医院重返手术室再手术率为29.0‰（8/276），高于平均值（4.0‰）（图2-67）。

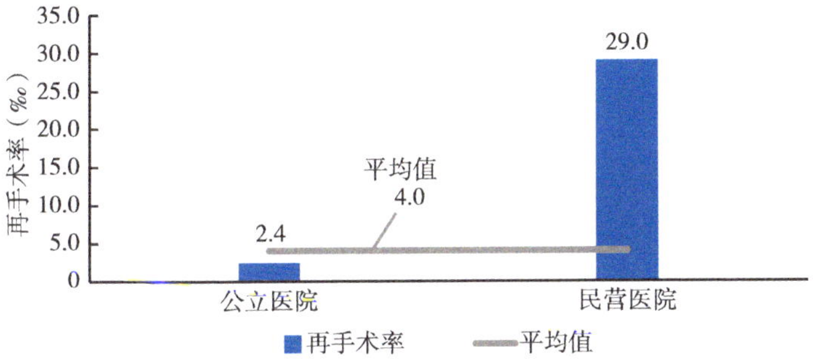

图2-67　公立/民营医院机器人辅助直视手术重返手术室再手术率

2. 机器人辅助经皮手术

（1）机器人辅助经皮手术重返手术室再手术率（按行政区统计）

北京市17个行政区中，有10个行政区开展了机器人辅助经皮手术，有5个行政区出现了重返手术室再手术，有2个行政区高于平均值（9.4‰），分别是经开区和海淀区，经开区重返手术室再手术率最高，为120.3‰（16/133）。有3个行政区低于平均值，分别是东城区、朝阳区和西城区，其中西城区重返手术室再手术率最低，为1.4‰（2/1466）（图2-68）。

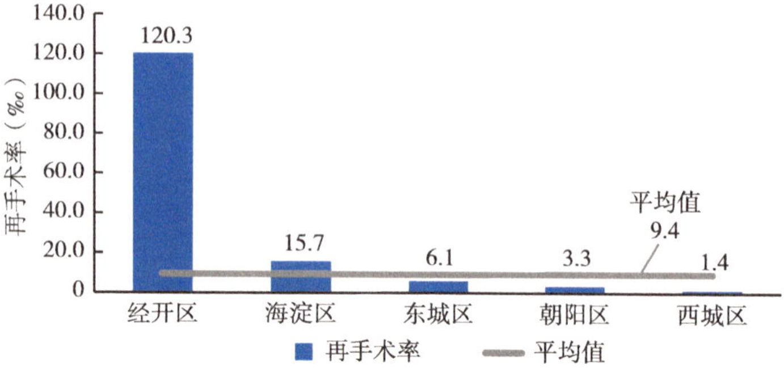

图2-68　北京市5个行政区机器人辅助经皮手术重返手术室再手术率

（2）机器人辅助经皮手术重返手术室再手术率（按医院等级统计）

一级医院未开展机器人辅助经皮手术；二级医院机器人辅助经皮手术人数仅1人，且未出现重返手术室再手术情况；三级医院机器人辅助经皮手术重返手术室再手术率为9.4‰（29/3100），与平均值（9.4‰）持平（图2-69）。

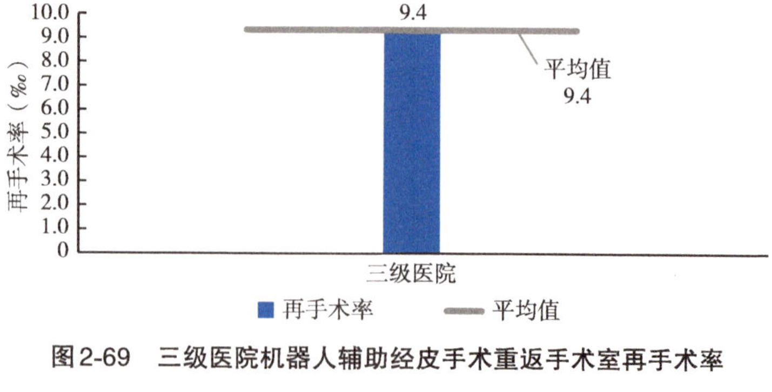

图2-69　三级医院机器人辅助经皮手术重返手术室再手术率

（3）机器人辅助经皮手术重返手术室再手术率（按公立/民营医院统计）

公立医院机器人辅助经皮手术重返手术室再手术率为4.5‰（11/2453），低于平均值（9.4‰）；民营医院重返手术室再手术率为27.8‰（18/648），高于平均值（9.4‰）（图2-70）。

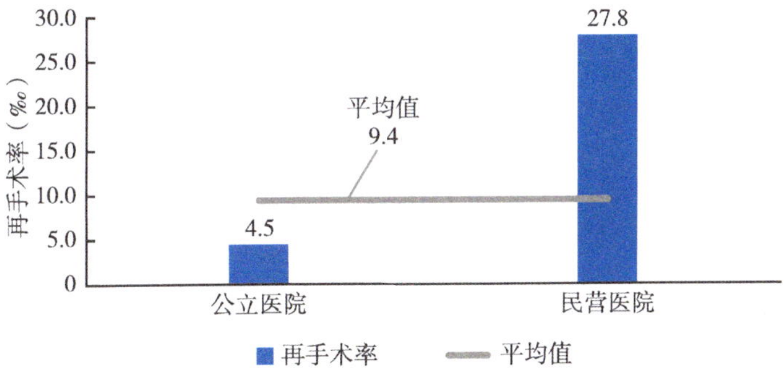

图2-70　公立/民营医院机器人辅助经皮手术重返手术室再手术率

（四）关节置换手术重返手术室再手术率

1. 关节置换手术重返手术室再手术率（按行政区统计）

北京市17个行政区中，有12个行政区关节置换手术出现了重返手术室再手术情况，其中7个行政区高于平均值（5.8‰），分别是顺义区、石景山区、丰台区、朝阳区、经开区、怀柔区和海淀区，其中顺义区再手术率最高，为22.6‰（18/796）；有5个行政区再手术率低于平均值（5.8‰），分别是大兴区、昌平区、房山区、西城区和东城区，其中东城区再手术率最低，为2‰（5/2446）（图2-71）。

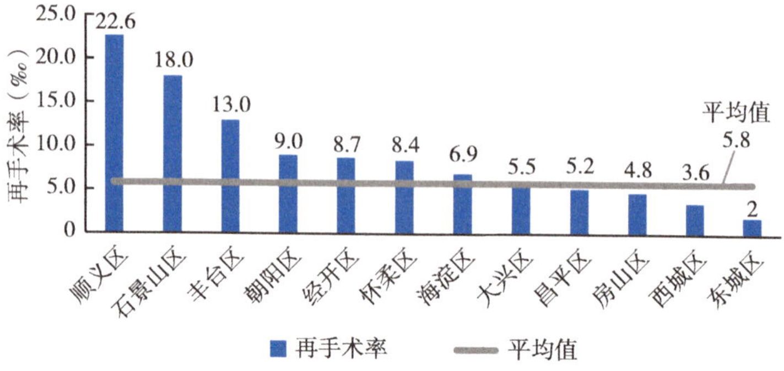

图2-71　北京市12个行政区关节置换手术重返手术室再手术率

2. 关节置换手术重返手术室再手术率（按医院等级统计）

一级医院关节置换手术人数仅1人，且未出现重返手术室再手术情况；二级医院关节置换手术重返手术室再手术率为12.7‰（19/1501），高于平均值（5.8‰）；三级医院关节置换手术重返手术室再手术率为5.6‰（212/38 118），低于平均值（5.8‰）（图2-72）。

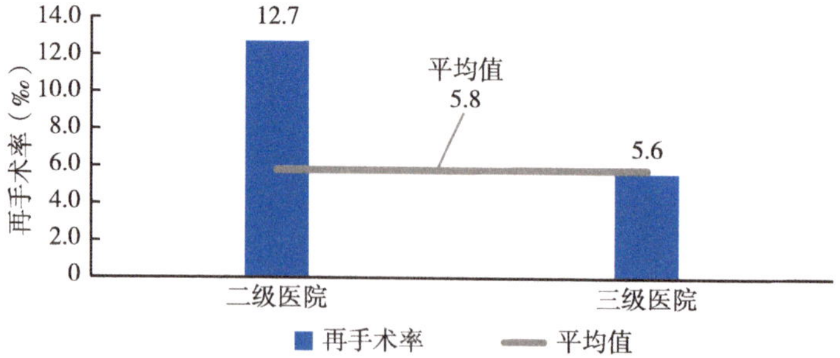

图2-72　二级、三级医院关节置换手术重返手术室再手术率

3. 关节置换手术重返手术室再手术率（按公立/民营医院统计）

公立医院关节置换手术重返手术室再手术率为4.9‰（170/34 419），低于平均值（5.8‰）；民营医院关节置换手术重返手术室再手术率为11.7‰（61/5201），高于平均值（5.8‰）（图2-73）。

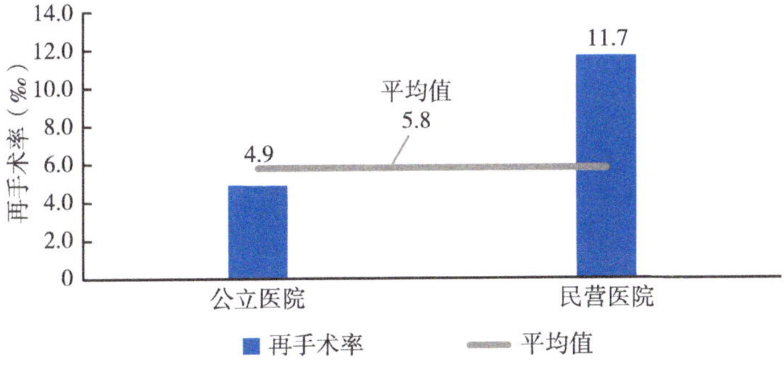

图2-73　公立/民营医院关节置换手术重返手术室再手术率

（五）重返手术室再手术率

1. 骨科专业手术重返手术室再手术率（按时间分布）

（1）骨科专业手术重返手术室再手术率（按月、行政区统计）

北京市17个行政区中，骨科专业手术重返手术室再手术率排前3名的是石景山区、经开区和朝阳区，其中石景山区再手术率最高出现在2023年9月，为176.5‰（66/374），最低出现在2023年1月，为82.5‰（17/206）；经开区再手术率最高出现在2023年3月，为187‰（23/123），最低出现在2023年9月，为15.2‰（1/66）；朝阳区再手术率最高出现在2023年6月，为52.4‰（197/3756），最低出现在2023年2月，为28.3‰（88/3110）（图2-74）。

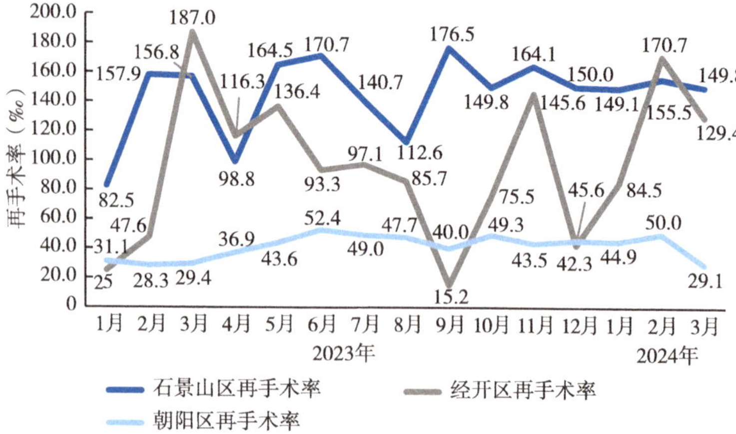

图2-74　北京市3个行政区（排名前3）每月骨科专业手术重返手术室再手术率

（2）骨科专业手术重返手术室再手术率（按月、医院等级统计）

一级医院骨科专业手术未出现重返手术室再手术情况，再手术率为0；二级医院重返手术室再手术率最高出现在2023年6月，为38.2‰（52/1351），最低出现在2023年2月，为15.6‰（18/1151）；三级医院重返手术室再手术率最高出现在2023年6月，为30.9‰（558/18 048），最低出现在2023年2月，为1.3‰（358/16 827）（图2-75）。

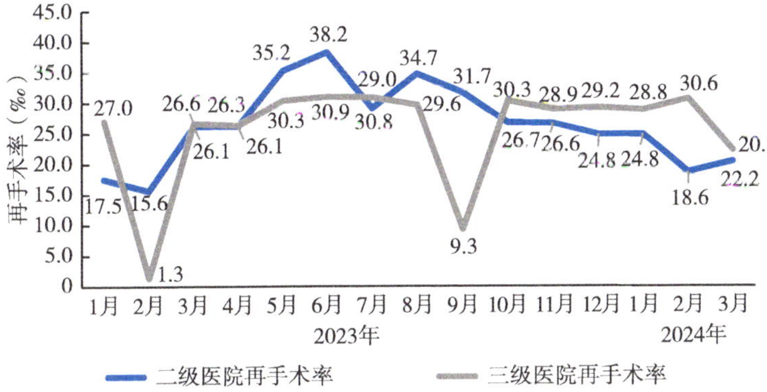

图2-75　二级、三级医院每月骨科专业手术重返手术室再手术率

（3）骨科专业手术重返手术室再手术率（按月、公立/民营医院统计）

公立医院骨科专业手术重返手术室再手术率最高出现在2023年6月，为28.1‰（470/16 728），最低出现在2023年2月，为21.2‰（338/15 978）；民营医院骨科专业手术重返手术室再手术率最高出现在2023年11月，为60.2‰（154/2560），最低出现在2023年2月，为19.0‰（38/2003）（图2-76）。

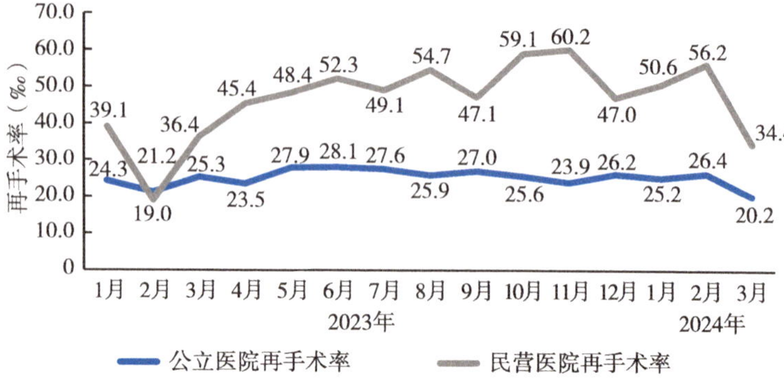

图2-76　公立/民营医院骨科专业手术重返手术室再手术率

2. 机器人辅助手术重返手术室再手术率（按时间分布）

（1）机器人辅助直视手术重返手术室再手术率（按时间分布）

1）机器人辅助直视手术重返手术室再手术率（按月、行政区统计）

北京市17个行政区中，有10个行政区开展了机器人辅助直视手术，其中只有2个行政区出现了重返手术室再手术情况，分别是朝阳区和海淀区，朝阳区有5个月出现了再手术情况，再手术率最高出现在2024年3月，为46.9‰（3/64），最低出现在2023年11月，为13.3‰（1/75）；海淀区有7个月出现了再手术情况，再手术率最高出现在2023年3月，为58.8‰（2/34），最低出现在2023年8月，为9.4‰（1/106）（图2-77）。

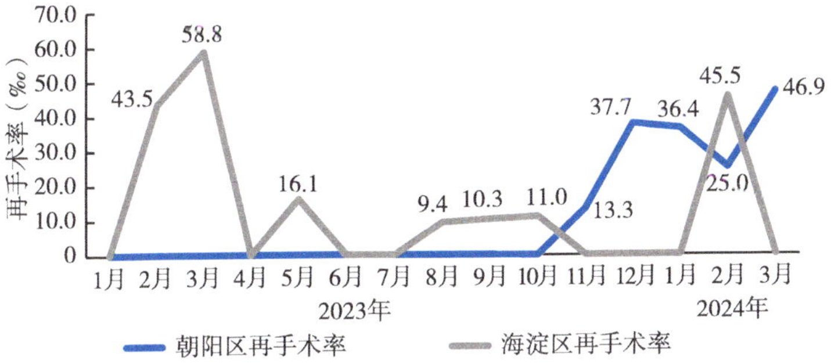

图2-77　北京市朝阳区和海淀区每月机器人辅助直视手术重返手术室再手术率

2）机器人辅助直视手术重返手术室再手术率（按月、医院等级统计）

一级医院未开展机器人辅助直视手术；二级医院机器人辅助直视手术重返手术室再手术率为0；三级医院机器人辅助直视手术重返手术室再手术率最高出现在2023年3月，为14.1‰（2/142），最低出现在2023年11月，为2.3‰（1/434）（图2-78）。

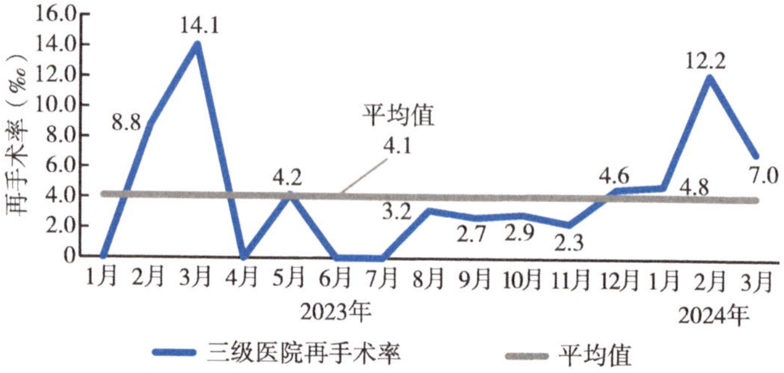

图2-78　三级医院每月机器人辅助直视手术重返手术室再手术率

3）机器人辅助直视手术重返手术室再手术率（按月、公立/民营医院统计）

公立医院机器人辅助直视手术有8个月出现重返手术室再手术情况，其中重返手术室再手术率最高出现在2023年3月，为14‰（2/142），最低出现在2024年3月，为2‰（1/401）；民营医院机器人辅助直视手术有5个月出现重返手术室再手术情况，再手术率最高出现在2023年12月，为59‰（2/34），最低出现在2023年11月，为24‰（1/42）（图2-79）。

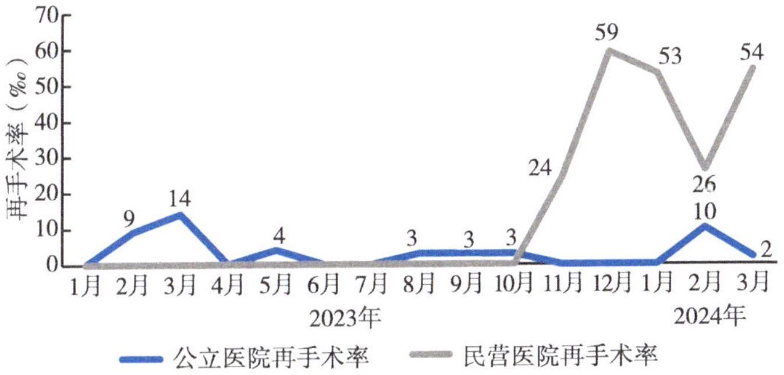

图2-79　公立/民营医院每月机器人辅助直视手术重返手术室再手术率

（2）机器人辅助经皮手术重返手术室再手术率（按时间分布）

1）机器人辅助经皮手术重返手术室再手术率（按月、行政区统计）

北京市17个行政区中，有10个行政区开展了机器人辅助经皮手术，其中有5个行政区出现了重返手术室再手术情况，再手术率排前3名的分别是经开区、海淀区和东城区，经开区有4个月出现了再手术情况，再手术率最高出现在2024年3月，为175.4‰（10/57），最低出现在2024年1月，为55.6‰（2/36）；海淀区有5个月出现了重返手术室再手术情况，最高出现在2023年9月，为62.5‰（2/32），最低出现在2024年3月，为16.1‰（1/62）；东城区只在2023年11月出现了重返手术室再手术情况，再手术率为58.8‰（1/17）（图2-80）。

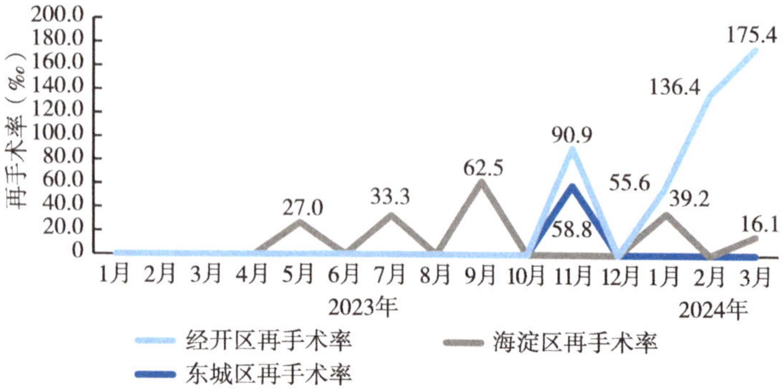

图2-80　北京市3个行政区（排名前3）每月机器人辅助经皮手术重返手术室再手术率

2）机器人辅助经皮手术重返手术室再手术率（按月、医院等级统计）

一级医院未开展机器人辅助经皮手术；二级医院机器人辅助经皮手术人数仅1人，再手术率为0；三级医院机器人辅助经皮手术有10个月出现了重返手术室再手术情况，再手术率最高出现在2024年3月，为30.6‰（11/360），最低出现在2023年12月，为3.5‰（1/284）（图2-81）。

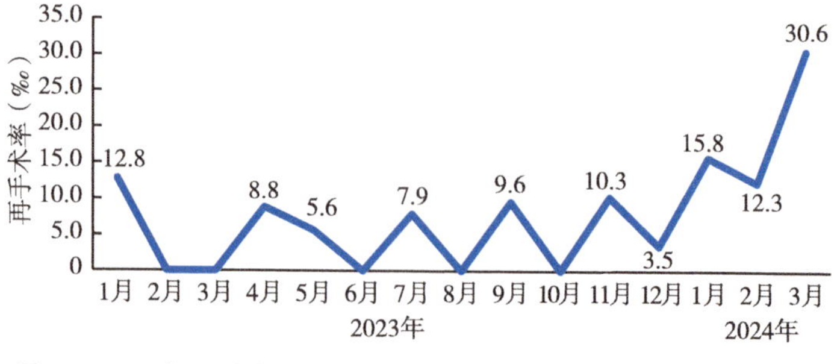

图2-81　三级医院每月机器人辅助经皮手术重返手术室再手术率

3）机器人辅助经皮手术重返手术室再手术率（按月、公立/民营医院统计）

公立医院机器人辅助经皮手术有8个月出现了重返手术室再手术情况，其中再手术率最高出现在2023年1月（1/77）和2024年1月（3/230），均为13‰，最低出现在2024年3月，为3.9‰（1/255）；民营医院机器人辅助经皮手术有6个月出现了重返手术室再手术情况，其中再手术率最高出现在2024年3月，为95.2‰（10/105），再手术率最低出现在2023年11月，为17.5‰（1/57）（图2-82）。

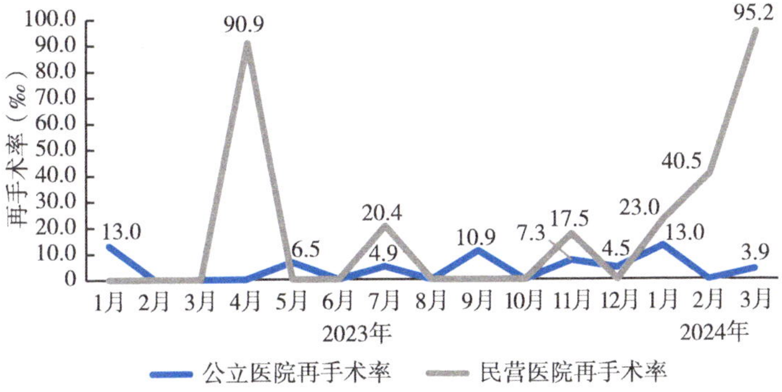

图2-82　公立/民营医院每月机器人辅助经皮手术重返手术室再手术率

3. 关节置换手术重返手术室再手术率（按时间分布）

（1）关节置换手术重返手术室再手术率（按月、行政区统计）

北京市17个行政区中，有12个行政区出现了重返手术室再手术情况，其中再手术率排前3名的分别是顺义区、石景山区和丰台区。顺义区有6个月出现了重返手术室再手术情况，其中再手术率最高出现在2023年5月，为78.1‰（5/64），最低出现在2023年7月，为24.4‰（1/41）；石景山区有5个月出现了重返手术室再手术情况，其中再手术率最高出现在2023年9月，为98‰（5/51），最低出现在2023年3月，为8.2‰（4/83）；丰台区有8个月出现了重返手术室再手术情况，其中再手术率最高出现在2023年1月，为46.5‰（2/43），最低出现在2023年4月，为13‰（1/77）（图2-83）。

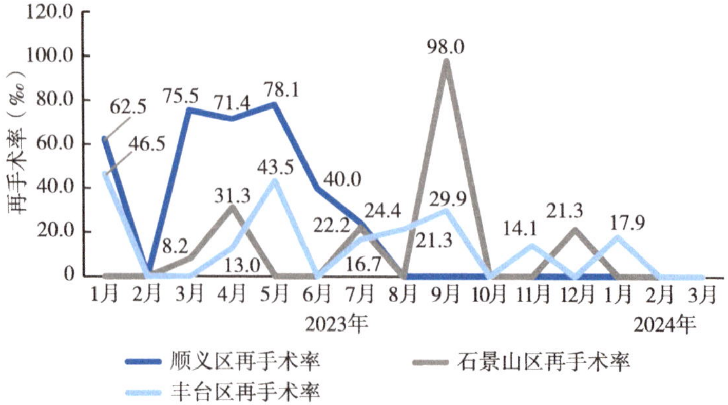

图2-83　北京市3个行政区（排名前3）每月关节置换手术重返手术室再手术率

（2）关节置换手术重返手术室再手术率（按月、医院等级统计）

一级医院关节置换手术人数仅1人，且未出现重返手术室再手术情况；二级医院关节置换手术再手术率最高出现在

2023年1月，为54.5‰（3/55），有3个月未出现重返手术室再手术情况，最低出现在2023年4月，为6.6‰（1/151）；三级医院关节置换手术再手术率最高出现在2023年5月，为10.8‰（32/2952），最低出现在2024年3月，为0.6‰（2/3132）（图2-84）。

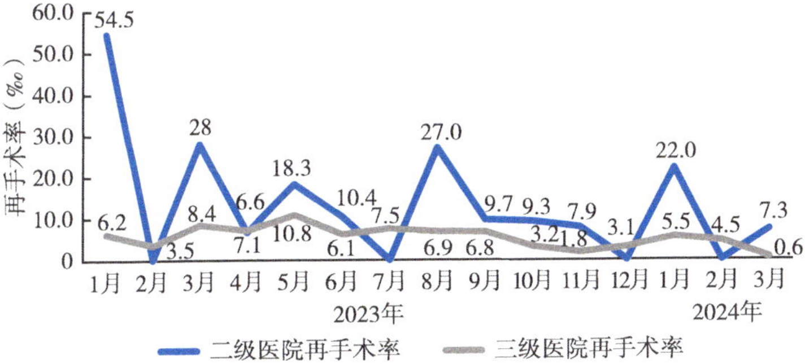

图2-84　二级、三级医院每月关节置换手术重返手术室再手术率

（3）关节置换手术重返手术室再手术率（按月、公立/民营医院统计）

公立医院关节置换手术重返手术室再手术率最高出现在2023年5月，为10.1‰（27/2672），最低出现在2024年3月，为0.4‰（1/2776）；民营医院关节置换手术重返手术室再手术率最高出现在2023年8月，为31.3‰（10/319），最低出现在2023年2月（1/351）和12月（1/358），均为2.8‰（图2-85）。

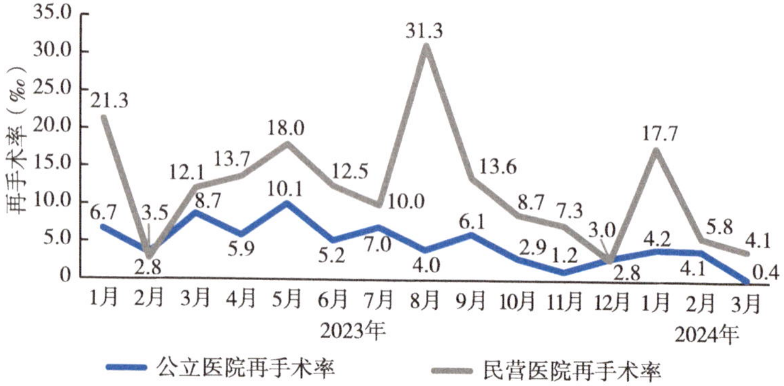

图2-85　公立/民营医院每月关节置换手术重返手术室再手术率